U0219264

母乳喂养与辅食添加

儿科医生鱼小南 编著

青岛出版社

图书在版编目（CIP）数据

母乳喂养与辅食添加 / 儿科医生鱼小南编著. —青岛 : 青岛出版社, 2018.3

ISBN 978-7-5552-5448-5

Ⅰ.①母… Ⅱ.①儿… Ⅲ.①母乳喂养—基本知识②婴幼儿—哺育—基本知识

Ⅳ.①R174

中国版本图书馆CIP数据核字（2017）第297944号

《母乳喂养与辅食添加》

儿科医生鱼小南编委成员

文字作者：余　楠　张文华

漫画作者：黄　昕　高　薇

书　　名	母乳喂养与辅食添加
作　　者	儿科医生鱼小南
出版发行	青岛出版社
社　　址	青岛市海尔路182号（266061）
本社网址	http://www.qdpub.com
邮购电话	13335059110　0532-68068026
责任编辑	袁　贞
封面设计	丁文娟
照　　排	青岛乐喜力科技发展有限公司
印　　刷	青岛东方丰彩包装印刷有限公司
出版日期	2018年3月第1版　2018年6月第1版第2次印刷
开　　本	32开（890mm×1240mm）
印　　张	5
字　　数	100千
图　　数	420幅
印　　数	10001-14000
书　　号	ISBN 978-7-5552-5448-5
定　　价	29.80元

编校印装质量、盗版监督服务电话　4006532017　0532-68068638

建议陈列类别　育儿科普类

目 录

第3章 科学添加辅食

第4章 简单营养辅食食谱

第1章

母乳喂养指导

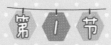

孕期乳房护理

讲母乳喂养呢，小南要从孕期说起。你知道的，小南一向强调工作要做到前面，准备工作做好了就会事半功倍。做好孕期的乳房护理会让你的母乳喂养过程顺利很多，否则，嗯，可能要吃些苦头的。

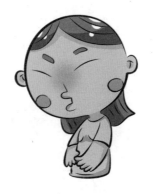

从怀孕的那一刻起，准妈妈的身体就像按下了一个神奇的按钮，全身各个器官都为了新生命的存在而不断变化。在激素的影响下，乳房也要进行一系列调整，为宝宝出生后的泌乳工作做好准备。

🐟 孕期乳房变化

小南先说说乳房具体有哪些变化呗,准妈妈们也好有个心理准备。

乳房变大:在垂体催乳激素、胎盘生乳素、雌激素、孕激素等的影响下,乳腺管和腺泡增生,乳房增大。当然这是一个逐渐变化的过程,一开始准妈妈可能没什么感觉,随着孕周增大会越来越明显。尽管这个变化是在为产后哺乳做准备,但准妈妈们有没有一丝默默的小开心呢?

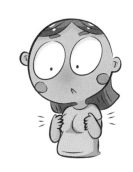

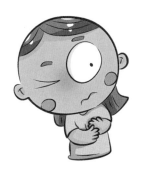

乳房胀痛:有让你开心的,也有不开心的。除了乳房逐渐变大,准妈妈有时还会感觉不舒服,比如乳房有发胀感,有时候还会有刺痛、胀痛的感觉,这种感觉会在乳房受挤压时更加明显。嗯,准妈妈们表示,跟乳房变大相比,这点痛我忍了!

乳头发黑:还有哦,准妈妈的乳头也会逐渐变成黑色,嗯,乳晕也会变黑,乳晕上还会出现一些小结节。总之,准妈妈的乳房可能没之前好看了,有个心理准备哈!

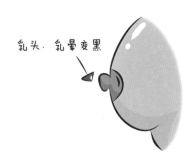

乳头、乳晕变黑

副乳：有的准妈妈还会发现腋下出现乳房，这是乳腺始基未能完全退化造成的，属于乳房发育异常。它其实是一直存在的，只不过怀孕后变得明显了，才被发现而已。

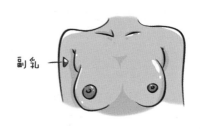

副乳

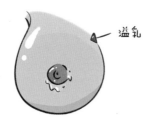

溢乳

溢乳：这种溢乳与哺乳期的溢乳还不一样，孕期的溢乳是指有少量淡黄色稀薄液体流出，平时可能还好，乳房受到挤压时会比较明显。

还有一个乳头内陷和乳头扁平的问题，这里顺便提一下。怀孕之前大家一般不会关心自己的乳头，往往等到哺乳期遇到困难才发现自己的乳头跟别人不一样。所以呢，准妈妈们在孕期就要注意观察一下自己的乳头，如果有乳头扁平和乳头内陷的情况，可以提前做一些准备工作。

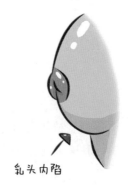

乳头内陷

孕期各个阶段的乳房护理

孕早期，在激素的作用下，乳腺腺管和腺泡开始增生，乳房慢慢增大，乳头和乳晕的颜色也加深了。准妈妈们还会感觉到乳房胀痛，乳头也变得敏感。这个时候，准妈妈们就要换上更大尺码的胸衣了，而且一定要选棉质、柔软的胸衣。

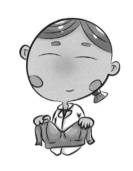

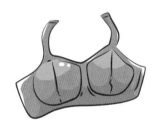

孕中期呢，乳房进一步增大，准妈妈们注意更换合适尺码的胸衣哦。别为了多穿一段时间就选择过大的尺码，还是要选择合适的才行呢。

乳头上会出现一些分泌物，准妈妈们要经常用温水擦洗一下，擦不掉的话可以热敷一会儿。适度按摩按摩乳头，让乳头变得坚强些。不然，产后哺乳时宝宝一吸就容易吸破了。另外，这个时期胎儿状况比较稳定，是纠正乳头凹陷的好时机。有乳头内陷的准妈妈就可以行动了。

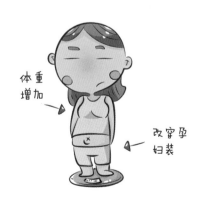

体重增加

改穿孕妇装

孕晚期妈妈的乳房就更大了，这时一定要穿支撑作用好的胸衣，大小也要合适。这时的乳房已经具备分泌乳汁的能力了，很多准妈妈都会遇到溢乳的情况，可以在胸衣内加上乳垫，让乳头保持干燥。

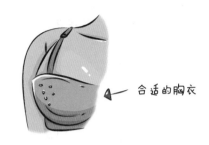

合适的胸衣

乳头结痂的处理

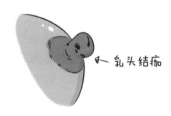

乳头结痂

很多准妈妈说，我每天都擦洗啊，可是乳头结痂了，洗不掉怎么办？孕期准妈妈的皮脂腺分泌旺盛，很容易出现乳头结痂，尤其是孕中期和孕晚期，这种情况很普遍。

孕中期呢，建议准妈妈们每天用温水清洗乳头，轻柔地擦洗，如果不能把结痂擦掉，可以先在乳头上涂上橄榄油，等到结痂变软了，再用温水清洗干净。

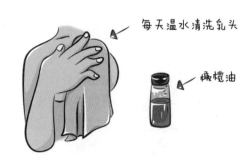

每天温水清洗乳头

橄榄油

需要强调的是，准妈妈们不必非要一次就全都洗掉，生拉硬扯地伤到乳头。也别不当回事，长时间不清洗的话，乳头皮肤会变硬，将来哺乳时很容易出现乳头皲裂。

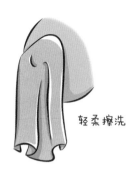

轻柔擦洗

孕期乳房护理注意事项

孕期要护理乳房，更要维护准妈妈和胎儿的健康。所以，小南在这里还是要提醒几点注意事项，准妈妈们要记好哈。

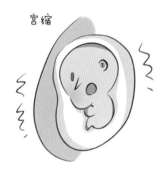

宫缩

孕晚期尽量不要频繁刺激乳头，这个时间的乳头比较敏感，过多、过强的刺激容易引起宫缩，有早产的风险。

那还要不要纠正乳头内陷呢？如果准妈妈们在清洗乳头、按摩乳房或纠正乳头内陷的时候能感觉到明显的宫缩，那就要立即停止。乳头内陷就等生完宝宝再纠正吧，准妈妈和宝宝的健康是第一位的。

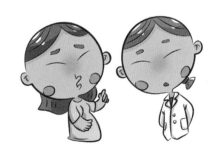

再就是，清洗乳头千万别用香皂哈，分泌物再多也别觉得香皂洗才干净。香皂这种碱性物质，除了伤害乳头没什么好处，酒精也别用。

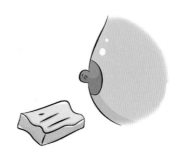

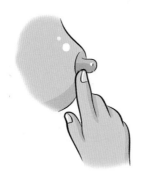

清洗乳头的时候记得用一只手托住乳房底部，不要用手指用力捏乳房。每次清洗完乳头最好涂上一层油脂，防止乳头干裂。

这一节是专门为准妈妈们写的哦！小南希望你们未雨绸缪，做好孕期的乳房护理，等到产后哺乳时顺顺利利的。已经在哺乳期的妈妈，也可以对照这节内容，回忆一下自己孕期的情况，总结点乳房护理的经验呢！

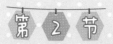

母乳喂养的优点

不管别人怎么说，妈妈们要知道，母乳是宝宝最理想的食物，这是所有医学组织的共识。只要不是医生认为不应哺乳的情况，妈妈们都应该坚持母乳喂养。虽然辛苦一些，但母乳喂养的好处实在是很多哦！

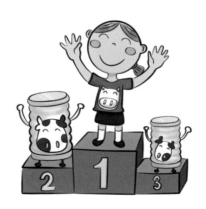

就营养成分来说，母乳是最适合宝宝的食物。母乳中的蛋白质含量虽没有牛乳中的多，但胜在质量好。母乳中的蛋白质以乳清蛋白为主，更易消化吸收。而且，母乳中的牛磺酸含量远高于牛乳。

母乳中一半的能量是由脂肪来提供的。跟牛乳相比，母乳中的脂肪酸以长链脂肪酸为主，不饱和脂肪酸占 51%，除了含有丰富的亚油酸、亚麻酸外，还含有花生四烯酸 (ARA) 和二十二碳六烯酸 (DHA)。你知道的哈，

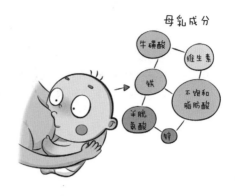

母乳成分

牛磺酸
维生素
铁
不饱和脂肪酸
半胱氨酸
锌

这些都是促进宝宝神经系统发育的重要物质。还有更厉害的，母乳中自带脂肪酶，帮助宝宝来消化吸收母乳中的脂肪，论体贴周到也是没谁了吧?

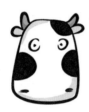

母乳中的碳水化合物主要是乳糖，而且 90% 以上是乙型乳糖。它能促进双歧杆菌、乳酸杆菌等有益菌的生长，抑制大肠杆菌等有害菌的繁殖，而且还能促进钙、镁及氨基酸的吸收，这可是牛奶中的甲型乳糖做不到的哦!

跟蛋白质一样，母乳中的矿物质含量虽低于牛乳，但胜在好吸收。母乳中钙、铁、锌的吸收率要远高于牛乳，而且矿物质的总量低，还能减轻宝宝的肾负荷。毕竟宝宝那么小，肾脏的功能还不是很强大，让他摄入过多不好利用的矿物质，无疑是在给肾脏增加负担啊!

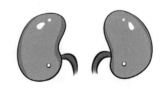

母乳中的维生素含量可就跟妈妈的饮食有关啦，所以哺乳期的妈妈要注意均衡饮食呀！除了维生素 D 和维生素 K 外，营养好的妈妈基本能够满足 1 岁以内宝宝对各种维生素的需求。维生素 K 和维生素 D 呢，也不用担心，宝宝出生的时候都会在医院注射 1 次维生素 K_1 的，来预防新生儿期的出血性疾病。维生素 D 的补充，小南在前面两本里多次讲过，宝宝从出生 2 周后开始每天补充 400IU 维生素 D，至少到两岁。

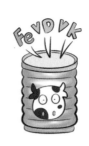

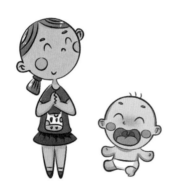

反正小南就感觉母乳像哆啦A梦的万能口袋，宝宝需要什么，吱一声，它就能配置出来什么，这也均衡那也均衡的，很多疾病就"砰砰砰"碰壁啦。

更重要的是，母乳中含有丰富的免疫活性物质，这也是母乳和牛奶、配方粉的最大区别。母乳中含有免疫球蛋白、乳铁蛋白、溶菌酶、免疫活性细胞等免疫成分，可以提高宝宝的免疫力。所以，吃母乳的宝宝直接盾牌加身啊，可以抵挡住那些坏坏的病毒和细菌。

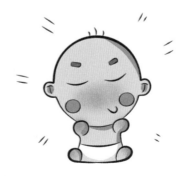

论营养成分，牛奶、配方粉跟母乳比不了，论经济实惠，就更没法比了。吃母乳嘛，宝宝饿了想吃就吃，新鲜、卫生、温度适宜。要是喂配方粉，量奶粉、量水，还得注意消毒奶瓶和奶嘴，工作量很大的啊！奶粉的价格嘛，你知道的哈，一罐奶粉的钱够小南吃不少好东西啦！

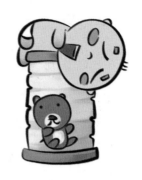

母乳根据宝宝月龄
自动调节所含成分

甘拜
下风！

更神奇的是，当宝宝一点点长大，母乳也会自动根据宝宝的月龄调节所含成分，这一招，奶粉直接傻眼啊。

当然了，乳房可不是水龙头，有自己的"感应系统"。"小样的，明明吃好了，还馋！"宝宝把乳窦内储存的乳汁吸空后，再想吃，那得等着再分泌。宝宝发现没奶可吸了，反正也吃好了，那就下次呗！当喝母乳的宝宝们在愉快玩耍的时候，喝配方奶的宝宝还在咕咚咕咚，小家伙喝得贪心，爸爸妈妈心想"到底喝饱没？"不好，看到小胖墩的苗头了。

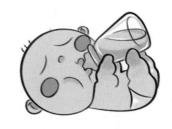

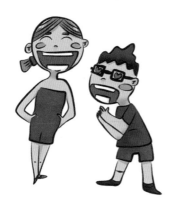

作为移动的粮仓，小南也沾了哺乳的光，产后恢复得不错，还嗖嗖嗖地瘦下来了，出去聚会能冒充一下美少女呢！不仅如此，母乳喂养还能降低妈妈们患乳腺癌、卵巢癌的概率，好处多多呀！

喂奶不仅是宝宝的吃饭时间，还是每天都要做的亲子互动呢，妈妈深情的注视和温柔的抚摸让母子间的感情越来越深厚。这一点啊，爸爸们是羡慕不来滴！

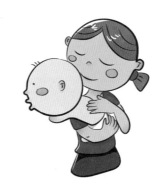

画小南
特别提示

话说，像母乳喂养这种皆大欢喜的事是不多的，那么多优点咱们没理由拒绝啊！当然，这个过程中妈妈们肯定会遇到一些困难，没关系，只要处理得当，很快就会好起来。只要不是医生认为不宜哺乳的情况，小南都建议大家坚持母乳喂养哦！

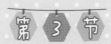

母乳喂养技巧

知道母乳喂养好，那怎么喂呢？把乳头塞给宝就行了吗？当然不是这么简单，掌握正确的哺乳技巧很重要，有过乳头皲裂经历的妈妈会很认可这句话的。毕竟，哺乳是场持久战，妈妈要轻松愉快才能坚持下去呢！

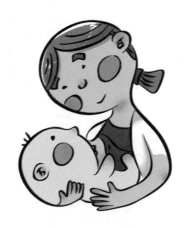

上一节小南嘚瑟了半天母乳喂养的好处，哎，回想一下，第一次喂奶的时候，小南也是新手上路，估计不比你们好多少。毕竟，懂得再多，也没有实战过啊，当时看着豚豚的小嘴要凑过来，还真有那么一两秒脑袋里一片空白。

还好，乳房有"养兵千日、用兵一时"的素质，从豚豚刚出生那会儿就准备好分泌了，嗯，本能的力量真心强大。小南也马上回过神来，产后没多久，差不多是半小时之后，就把豚豚抱到胸前，让他自己去觅食。这也是最常见的一种抱娃哺乳方式，呃，小南纯粹是顺手抓过来的。

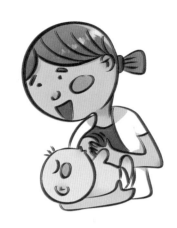

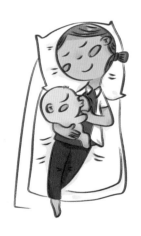

剖宫产的妈妈，最好斜靠在靠背椅上，自己垫个靠枕，宝宝身体下面垫个枕头，不然被小家伙碰到了伤口，那叫一个疼啊。

当时小南隔壁床的妈妈，生完宝宝人都快虚脱了，累得起不来，就让护士把宝宝抱到身边，侧躺着给小家伙喂奶。这三种姿势都可以，关键看妈妈的身体状况，自己舒服了，才能好好喂奶不是？

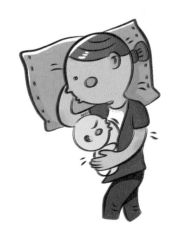

第一步解决了，喂奶的万里长征也就开始啦。记住，能早点开奶，就早点。为啥？初乳珍贵啊，滴滴都是金不换的营养，而且宝宝良好的吮吸能力、妈妈身体的恢复，也都是从这里起步的。

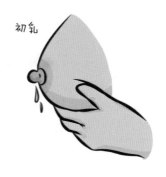

初乳

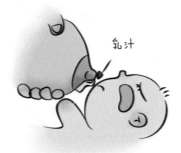

乳汁

先用手挤几滴乳汁湿润乳头

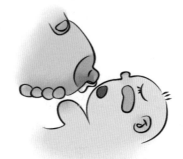

等待宝宝张口

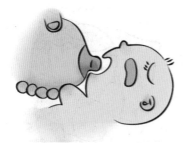

先贴近宝宝下巴

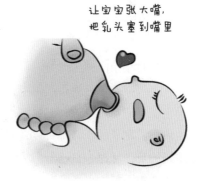

让宝宝张大嘴，把乳头塞到嘴里

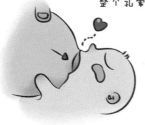

要让宝宝含住
整个乳晕

如果只含乳头，1~2次后妈妈就会觉得乳头酸痛

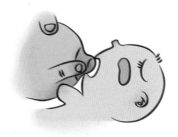

如果宝宝没有含到位，要退出乳头重新调整

豚豚刚出生那会儿，隔两三个小时就要吃一次，头拱啊拱的像只小猪，也不管白天还是晚上，饿了就吃，小南的生物钟瞬间……咦，生物钟是啥？有一点是肯定的，母乳喂养的宝宝，吃奶频率比配方奶喂养的宝宝高，谁让咱母乳好消化呢！

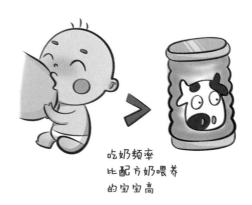

吃奶频率
比配方奶喂养
的宝宝高

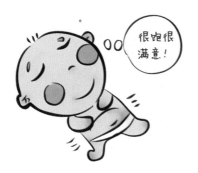

很饱很满意！

出了满月，豚豚两顿奶间隔的时间才长了点，小南赶紧利用这个间歇打个盹。幸亏豚豚不是那种少吃多餐的宝宝，否则小南要崩溃啊！

虽说前几个月宝宝的吃奶次数多，但这并不等于宝宝一哭就要喂奶，这也是新手妈妈最容易犯的错误。困得要命爬过去，小家伙还不领情，这对双方都有点小打击哦。昕爸一开始也是这样，一听豚豚哭了，赶紧来找小南"快，宝宝饿了"，饿不饿的你说了算么？小南等着豚豚自己来"说"。

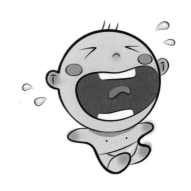

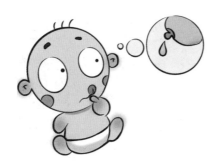

一般来说，肚子饿的宝宝，会有这些表现：半夜醒来就把小手往嘴里塞，边塞边吸，边吸边塞……咦，好像没东西哎，就开始用鼻子去蹭妈妈的前胸啦。小南的经验是，在豚豚饿哭之前赶紧喂奶，已经哭了呢，肯定饿过头了，那会儿喂奶效果就要打折扣了。

别设闹钟，闹钟这种冷冰冰的提示，哪有宝宝自己"说"来得靠谱啊，万一闹钟响了宝宝还不饿呢！

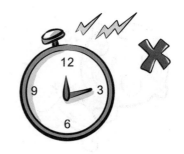

现在，妈妈们能分辨宝宝是不是饿了。那宝宝饱了怎么看？小南自己的感觉是"乳房有点松软了呢，看来囤粮都被豚豚吃光了"。果然，豚豚也不像一开始那样用力吮吸了，力度小了，速度也慢了……这家伙，居然吃着吃着睡着了，真惬意啊。

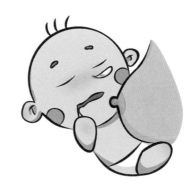

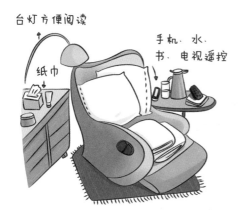

台灯方便阅读

手机、水、书、电视遥控

纸巾

宝宝吃饱了，很惬意，妈妈也得舒舒服服地喂奶才行，不然怎么熬过这一两年呢！所以，妈妈喂奶时要选个舒服的姿势、惬意的环境，身边备好可能要用到的物品，这样才能有一段温馨的喂奶时光。

鱼小南
特别提示

宝宝刚出生的时候，本能地会吃奶，但动作不标准，妈妈们没经验，也是有点手足无措的感觉。两个人需要磨合一阵子才能愉快地喂奶。这个时候，一定要听医生的指导，不断纠正宝宝，让他含住整个乳晕，否则一旦出现乳头皲裂，妈妈受苦，宝宝也不能愉快地吃奶了。

哺乳期饮食原则

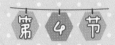

现在，大家的观念都有所改变了，知道哺乳期不是大补特补就好。那么，怎么吃才能满足妈妈和宝宝两个人的需求，又不会让妈妈体重增太多呢？这里面还是有一些技巧的哦！下面，小南就来说说哺乳期妈妈的饮食问题。

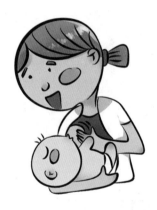

宝宝一出生，家人就开始关心宝宝的口粮问题了，各种催奶汤就准备轮番上场了。等等！什么鲫鱼汤、猪蹄汤先等等，10 天后再给妈妈喝。为啥？这个时候妈妈的乳腺管还没有全部畅通，宝宝需要的奶量也比较少，如果妈妈喝了催乳汤，分泌的乳汁就会被堵在乳腺管内，引起乳腺炎。这会儿清淡饮食就好，让宝宝多吸，早点把乳腺管疏通。

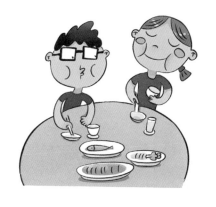

过了 10 天可以喝汤了，也尽量多喝些像鲫鱼豆腐汤之类的清淡少油的汤，产后长肉肉不仅影响美观，还会影响妈妈们的健康呐！乳汁少的妈妈可以在每次哺乳后喝汤，这样效果会好一点。

虽然现在不提倡妈妈们月子里各种忌口了，但有些食物确实不适合哺乳期的妈妈们吃。茶啊，咖啡啊，妈妈们就先不要喝了，茶叶中的鞣酸会跟食物中的铁结合，影响铁的吸收，引起妈妈贫血；同时，咖啡因通过乳汁进入宝宝体内，容易诱发宝宝肠痉挛，对谁都不好呀！辛辣刺激性食物容易引起便秘，妈妈们也尽量不吃。

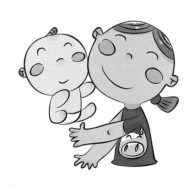

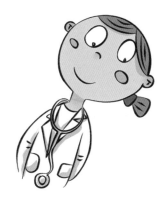

那哺乳期妈妈到底该怎样吃呢？大方向上，哺乳期妈妈和大家一样，谷类、蔬菜、水果、肉、禽、蛋、奶、鱼都吃，做到营养均衡、合理膳食。不一样的是，妈妈们需要额外补充一部分钙、铁、维生素和水分。

宝宝需要大量的钙，妈妈也需要钙，所以，妈妈们要多吃含钙量丰富的食物。小南整理了一下含钙量丰富的食物，妈妈们选着吃就行啦！（以下所列数据为每100克该食物可食用部分的钙含量）

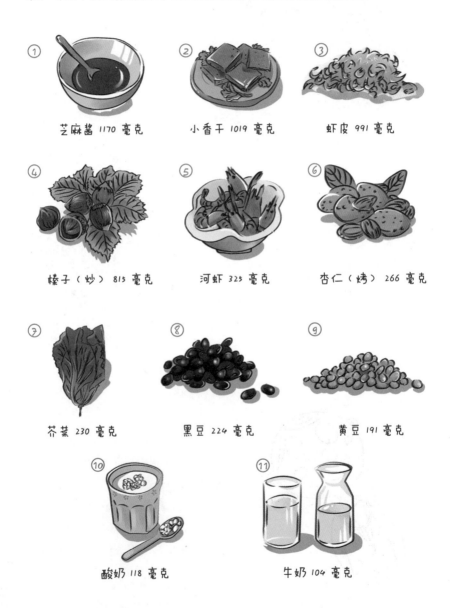

① 芝麻酱 1170 毫克

② 小香干 1019 毫克

③ 虾皮 991 毫克

④ 榛子（炒）815 毫克

⑤ 河虾 325 毫克

⑥ 杏仁（烤）266 毫克

⑦ 芥菜 230 毫克

⑧ 黑豆 224 毫克

⑨ 黄豆 191 毫克

⑩ 酸奶 118 毫克

⑪ 牛奶 104 毫克

铁对妈妈们也非常重要，含铁丰富的食物有动物肝脏、动物血、蛋黄、瘦肉、红枣、豆制品、芝麻酱等。吃这些食物的同时再吃些富含维生素 C 的食物，会促进铁的吸收哦！缺铁的妈妈可以吃些添加铁的营养麦片或奶粉，缺铁严重的话就要吃补铁的药物。

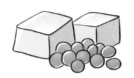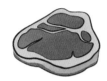

　　前面小南说过，母乳中的维生素含量可是跟妈妈的饮食有关呐！所以，妈妈们要注意补充维生素哦！维生素呢，分脂溶性维生素和水溶性维生素两大类，脂溶性维生素包括维生素 A、维生素 D、维生素 E、维生素 K 四类，而 B 族维生素和维生素 C 是水溶性维生素。每种维生素都有他独特的作用，缺一不可。所以，妈妈们要知道每种维生素都藏在哪些食物里，均衡摄取。

　　下面这几张图就给大家列出了富含各种维生素的一些常见食材，妈妈们可根据自己的喜好自由搭配哦！

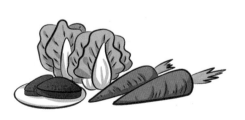

富含维生素 A 的食物

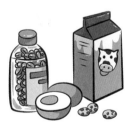

富含维生素 D 的食物

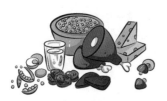

富含 B 族维生素的食物

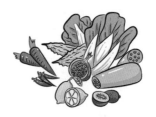

富含维生素 C 的食物

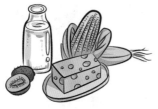

富含维生素 E 的食物

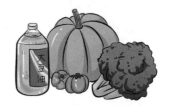

富含维生素 K 的食物

另外，妈妈们孕期吃的复合维生素可以继续吃，虽然宝宝已经从妈妈身体里独立出来，但吃的还是从妈妈那来的母乳呀。就是说，妈妈还是需要提供两个人所需的营养物质，而且这个量一点也不比孕期少。

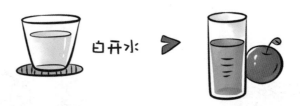

补充更多水分是肯定的啦，哺乳期的妈妈自己也有体会，这个时期会比之前更容易感到口渴。渴了就喝没有问题，喝白开水就好，咖啡、茶、可乐什么的先等等，给宝宝断奶后再喝吧！当然也别补水过量，毕竟你喝的汤里也有水，吃的食物里也有水，要算总量的呀！

正常情况下，妈妈是该怎么吃怎么吃，若宝宝出现了食物过敏，嗯，妈妈的饮食就要调整了。先得仔细排查是哪种食物导致宝宝过敏，再把这种食物暂时从妈妈的食物名单里清除。毕竟是替两个人吃的，哺乳期妈妈的饮食还是没那么随意的哈。

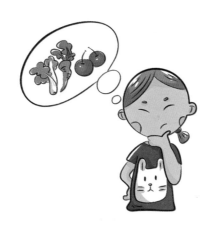

我国营养学家建议，哺乳期的妈妈每日能量的摄入量应在原来基础上增加 500 千卡，而且最好有 100 千卡来自蛋白质。那 100 千卡是个什么概念呢？ 200 毫升牛奶就能提供 108 千卡的热量。所以说，你需要额外补充的并没有想象得那么多，根据母乳的情况和你的体重变化就可以判断吃多了还是吃少了。嗯，悠着点补，妈妈们，减肥可不是件容易事哦！

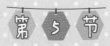

哺乳期安全用药

哺乳期的妈妈，吃海鲜都是小心翼翼的，生怕宝宝有个风吹草动，更别提吃药了。但妈妈们也是吃五谷杂粮的，哪能保证不生病呢。尽管大部分药物都会进入母乳，但并不是所有药物都会对宝宝的健康有影响。所以，妈妈们还是可以安全用药的。

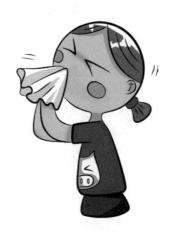

当然，在这之前，首先要确定的是妈妈们是否真的需要吃药。像感冒这种自限性疾病，症状不是很重的话就不用吃药了，多休息、多喝水就好。反正吃药1周好，不吃药7天好，当然是能不吃药就不吃呗！

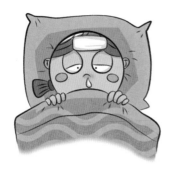

当然，有时候感冒也不是那么好对付，尤其是流感。如果妈妈们觉得全身症状非常严重，已经到了无法容忍的地步，或者持续高烧不退，赶紧滴，去医院。

到了医院，医生会询问你的症状，并进行体格检查和辅助检查，来判断是细菌感染还是病毒感染，再决定怎么治疗。当然，在这之前，你必须要跟医生说一下自己正在哺乳期的这个情况。

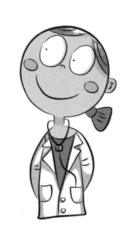

妈妈最关心的当然是感冒了还能不能继续给宝宝喂奶。毕竟，这么亲密的接触，妈妈怕传染宝宝感冒呀！但人体就是这么神奇，感冒的妈妈如果坚持给宝宝喂奶，妈妈体内产生的抗体会通过乳汁传递给宝宝，有了这些抗体宝宝反而不容易感冒，即使感冒，症状也不会很严重。所以，感冒的妈妈只要勤洗手、戴口罩，还是可以放心给宝宝喂奶的。当然，发烧的妈妈要等等，体温正常后再给宝宝喂奶吧！

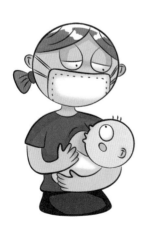

如果妈妈们患感冒外的其他疾病，必须要吃药，也还是有不少选择。外用药、吸入式药剂一般不会进入血液，比口服药和针剂要安全。所以，如果合适，可以优先选择这些安全的给药途径。妈妈使用外用药时，注意不要让宝宝接触到，尤其是涂在乳房上的，喂奶前一定记得洗掉。

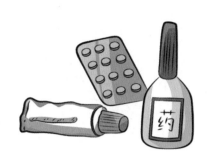

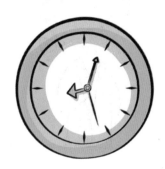

短效剂型比长效剂型安全，短效药物代谢快，在妈妈体内存留时间短，待药物从体内完全代谢出去就可以继续喂奶了。

尽量选择单一成分的药物，避免服用复方制剂。复方制剂中药物成分比较多，可能含有未标明的不适合哺乳期妈妈的成分。嗯，不管怎么说，妈妈们服药前一定要仔细阅读药品说明书哦！

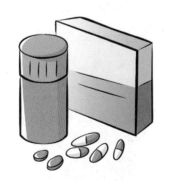

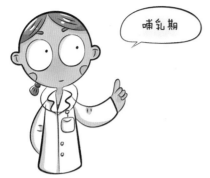

哺乳期

在有选择的情况下，妈妈们当然要选那些不会对宝宝产生不良影响的药物服用，这样既不会耽误妈妈的治疗，也不影响喂奶，是最好的。如果不确定药物的安全性，一定要在服用前咨询医生啊，你只要说我在哺乳期，医生自然会为你选择合适的药物。

如果没得选呢？那妈妈们也别纠结了，身体健康最重要，先好好用药治疗，给宝停几天母乳吧。这期间，别忘了用吸奶器代替宝宝多吸吸，尽管吸出来的奶只能倒掉，但不吸的话，容易得乳腺炎是一方面，后续的产奶量也是个问题啊！

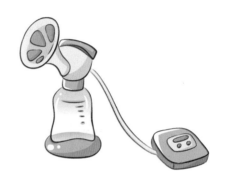

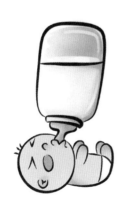

给宝宝停一段时间的母乳可能会面临不少问题，妈妈们要有心理准备。无论是宝宝突然从吃母乳改用奶瓶喝配方奶，还是再从配方奶换回母乳，都可能会面临乳头混淆的问题。如果宝宝对换奶嘴比较敏感，可以用勺子给宝宝喂奶，这样再换回母乳的时候能够容易一些。有的宝宝可能还会出现配方奶过敏的问题，就要给宝宝改喝水解蛋白配方奶粉。

小南这里给妈妈们介绍一些常见的哺乳期禁用的药物，见了这些药物尽量避开，如果不小心服用了，记得暂停喂奶哈。

链霉素	氯霉素	林可霉素	吡哌酸	环丙沙星	磺胺嘧啶
特比萘芬	伊曲康唑	利巴韦林	替硝唑	两性霉素B	左旋多巴
金刚烷胺	卡马西平	苯巴比妥	氯硝西泮	三唑仑	可待因
尼美舒利	双氯芬酸钠	麦角胺	羟考酮	吗啡	地尔硫䓬
氟桂利嗪	辛伐他汀	比索洛尔	卡维地洛	厄贝沙坦	泮托拉唑
米索前列醇	茶苯海明	奥曲肽	曲安奈德	雌二醇	炔雌醇
炔诺酮	甲地孕酮	米非司酮	二甲双胍	瑞格列奈	抗肿瘤药物

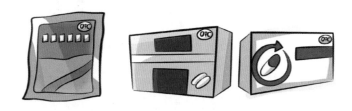

既然说到禁用药物，那小南也顺便介绍几种安全的药物吧，让妈妈们心里有个底。

青霉素V钾	头孢拉定	红霉素	对乙酰氨基酚
布洛芬	甲状腺素片	胰岛素	呋塞米
地高辛	酒石酸美托洛尔	华法林	肝素

知道了这些，并不意味着你可以在家里给自己开处方，哺乳期妈妈遇到了健康问题还是要去医院寻求医生的帮助。尤其不要自己乱用中药，中药中所含的化学成分比较复杂，你很难确定里面有没有对宝宝有害的物质。

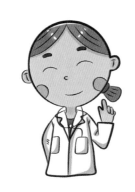

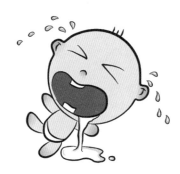

一发现自己服用了对宝宝有害的药物，要马上暂停母乳喂养。若是服药后已经给宝宝喂了奶，要赶紧带宝宝去医院检查。别抱有侥幸心理而在家里拖延时间，越早处理对宝宝的伤害越小。

在保证妈妈和宝宝健康的前提下，还有一个原则就是不要随意给宝宝停止母乳喂养。遇到困难的时候，我们难免会想"这么麻烦，不如就此给宝宝断奶吧！"可这个时候，妈妈、宝宝的身体和心理往往都没有为断奶这个事情做好准备，没有计划的断奶可能又会为未知的困难埋下种子呢！

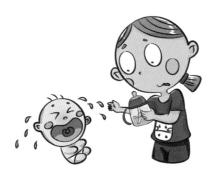

喂奶过程中有点小波折是在所难免的，希望妈妈们遇到问题时不要灰心。如果因为吃药暂停了一段时间的母乳喂养，妈妈们可能就要面对奶量下降、宝宝不认乳头的情况，不过这些问题都是可以解决的，别着急，慢慢来！

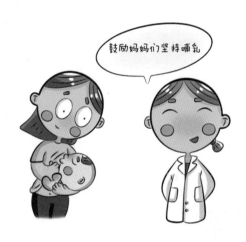

当然了，不生病是最好的呀！虽然当了妈妈，但我们自己的健康和心情一样重要，只有先把自己照顾好，才能更好地照顾宝宝呀！所以呢，放松心情，多休息，少焦虑，宝宝会越来越好带的！

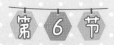
母乳的储存和运输

母乳这么好，妈妈们自然希望宝宝多吃一段时间。但是，产假只有几个月，要重返工作岗位的妈妈怎么办？嗯，这一节是特别为背奶妈妈准备的哦！这么珍贵的乳汁，必须要好好地储存才行，不能辜负了妈妈的一片心呐！

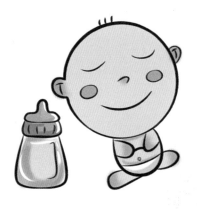

生了娃之后，时间仿佛按下了快进键，还没睡上一个囫囵觉，产假就进入了倒计时阶段。怎么办？怎么办？要上班了，宝怎么吃奶呢？妈妈们，别担心，现在要做一些背奶的准备喽！只要做好母乳的储存工作，宝宝还是可以继续母乳喂养的。

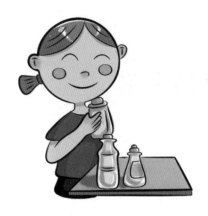

首先，妈妈们要准备一些容器来储存母乳。好在，我们生活在一个非常便利的时代，这类产品非常多，你只要知道如何选择就行。储奶瓶和储奶袋可以都备一点，尽量选择可以直接连接吸奶器和奶嘴的款式，经过的环节越少越卫生。当然，一定得选食品级材质的安全产品，这是最基本的。

至于大小嘛，120~180毫升的容器比较妥当，具体还要看妈妈的奶量和宝宝每次的摄入量。最好装入宝宝一次的奶量，因为冷冻过的母乳不能二次冷冻保存，如果这一袋解冻后宝宝喝不了，剩下的就浪费了。而且还不能装太满，要预留出冷冻膨胀的空间。

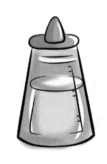

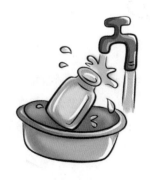

储奶袋是一次性用品，建议冷冻母乳使用。适合奶水特别多的妈妈或者需要出差的妈妈。储奶瓶可以反复使用，性价比高。如果妈妈每天储存的母乳，宝宝能在24小时内喝完，那用储奶瓶冷藏储存即可。用储奶瓶的关键是做好消毒工作，每次用后都要清洗消毒。

有了储奶瓶，还需要一个保温包和两块蓝冰。毕竟，妈妈上班时挤了奶不可能马上送回家，下班前的这段时间也是需要冷藏的。

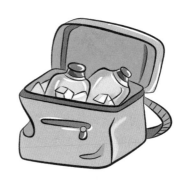

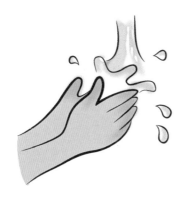

储存用品都准备好了，那就可以挤奶了。建议妈妈们不管多忙，尽量保证 3 个小时挤一次奶，这样可以防止涨奶和奶量减少。前面小南讲过，吸得越多奶水越多，吸得不勤奶量会逐渐减少的。挤奶之前，自然是先把手洗干净，妈妈们可以用手挤奶，也可以用吸奶器。

小南推荐妈妈们入手一个医用的电动吸奶器，能把颈椎和双手解放出来。贵是贵点，但那么多天坚持下来，妈妈们可以自己感受手动和电动的差距。

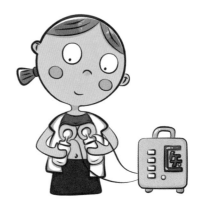

作为妈妈，肯定是想奶越多越好，但吸奶器的刺激作用肯定是比不上宝宝的吸吮。这时，宝可以帮妈妈哦！挤奶前看看宝的照片，或者想想宝，母爱就会发挥出神奇的力量。

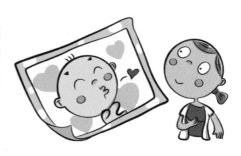

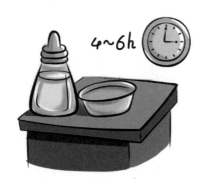

尽管理论上，新鲜母乳能在室温条件下安全存放 4~6 小时，但小南还是建议，母乳挤出后立即放入冷藏包中储存。回到家后，也要尽快将母乳放入冰箱或冰柜。

要知道，母乳在冰箱中冷藏保存的话，最多可以放 8 天呢。不过，小南建议，24 小时内喝完为佳。那想放久一点呢？冷冻呗，只是解冻母乳会麻烦些，母乳的营养成分也多少会受点影响，要是妈妈知道宝很快会喝上，还是冷藏吧。

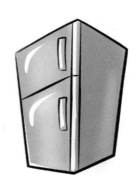

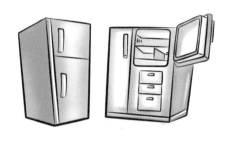

说到冰箱，也有讲究哦！若是放在小冰箱中的冷冻盒，只能保存 2 周；放在与冷藏室分开的冷冻室，但经常开关门的，可保存 3~4 个月；若是放在单独的冷柜，保持恒温（−18℃），能保存 6 个月甚至更久。

妈妈们表示，储存不是问题，关键是宝怎么喝，这也是小南要讲的另一块重要内容。经过储存的母乳，给宝宝喝之前要处理一下的。冷藏的母乳，需要放在温奶器或 37℃温水中加热 。冰冻的母乳，需要提前移至冷藏室解冻，解冻后再温热给宝宝喝。

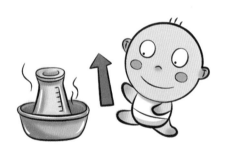

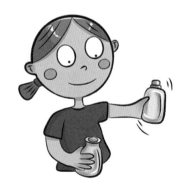

加热母乳时，妈妈要把容器晃一晃，让分离的乳脂和奶水混合。喂奶之前再把奶瓶晃一晃，加热的温度千万别超过体温，不然，母乳中宝贵的酶和免疫成分会被破坏哒。

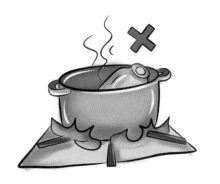

记住，下面这些做法，必须果断制止。

①把冷冻的母乳放在火炉上解冻：这样加热的温度太高，会破坏母乳中的营养成分。

②微波炉加热：这样不仅加热不均匀，还会造成母乳的营养流失。方便是方便，但母乳的营养价值大大降低，还是不划算啊！

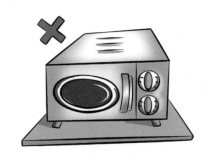

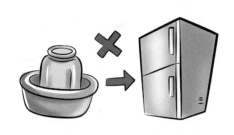

③解冻后的母乳再次冷冻：尽管妈妈是算好了宝宝每顿的奶量装袋的，但宝宝哪天胃口不好喝不完也是常有的，浪费点就浪费点吧，再冷冻一次会滋生细菌，喝坏肚子就不好啦！

还有一个问题，妈妈不在家，这些存起来的母乳自然是得用奶瓶喂宝宝了。大部分宝宝还是比较容易接受奶瓶的，一开始不接受的大多也会慢慢接受。

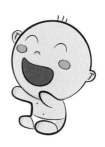

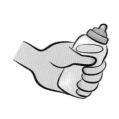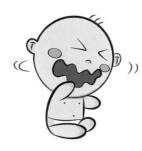

如果尝试多次，宝宝就是不接受奶瓶，可以考虑用勺子或鸭嘴杯喂宝宝。

特别提示

不管怎么说，只要储存母乳和解冻母乳的方法得当，用这种方式来坚持母乳喂养还是比配方奶喂养要好一些。如果条件允许，还是建议妈妈们多坚持一段时间的母乳喂养。毕竟，母乳中的免疫活性成分是哪种配方奶都替代不了的。

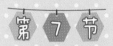

合理断奶

说起"断奶"，也是一部血泪史。无奈母乳只是宝宝的阶段性食物，当断则断啊！涂牙膏、抹辣椒等那些我们小时候深受其害的方法自然是不能再用了，那咋办？合理断奶呗！所谓"合理"，讲究的是天时地利人和，知道不？

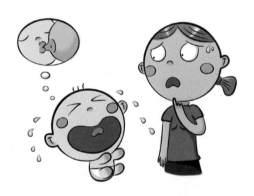

断奶这个事必须要提前规划，妈妈们可不能一时兴起，说断就断。吃得好好的，突然就不给吃了，搁谁也受不了啊，宝宝还能不闹个几天嘛！

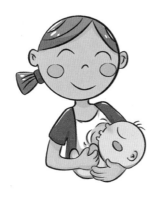

医生一般会建议妈妈们至少喂到1岁，如果条件允许可以喂到2岁。具体啥时候断，要看妈妈和宝宝的情况。不管怎么说，要提前计划，给宝宝和自己的身体一个过渡期，循序渐进，这样对妈妈和宝宝都好。

嗯，断奶嘛，断的是母乳，不能断的是母爱和营养。把宝丢到奶奶家或姥姥家的粗暴断奶法，小南认为不妥。本来没母乳吃了就已经够痛苦，结果妈妈也见不着了，宝的内心一定是崩溃的。虽然看着不能吃心里痒，总归有妈妈在身边，宝的世界还是完整的。

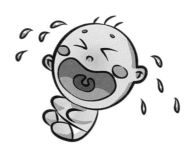

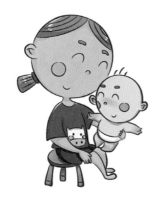

虽然少了喂奶时的抱抱和抚摸，但妈妈可以给宝宝讲故事、唱儿歌，和宝宝一起做游戏，换一种方式来传递你的爱，宝宝就不会失落了呀！

白天还好说，晚上是最难熬的。尤其是那些习惯了奶睡的宝，这下可怎么入睡呢？嗯，是时候建立一种新的入睡模式了。睡前故事、睡前按摩，甚至抱着满屋溜达也好，只要能让宝忘了吃奶这回事并顺利入睡就行啊！

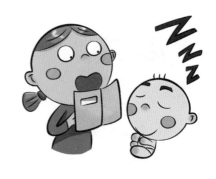

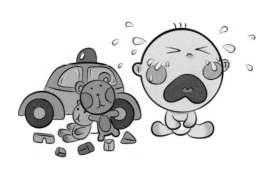

总之，想尽一切办法转移宝的注意力，让他忘了吃奶这茬，即使想起也有替代的安慰，不会感觉那么难受。但是千万别宝一哭闹就投降，想着"就再给吃这一次"。这样的话，之前的努力就全付诸东流了，宝会越来越恋奶，断奶就更困难了。

妈妈们也别因为给宝断奶内疚得要命，觉得自己太狠心，不给宝宝吃奶是自己偷懒。给宝宝断奶是件值得庆贺的事情，说明我们宝宝长大了，迈出了人生新的一步。宝宝总要长大的，不是吗？

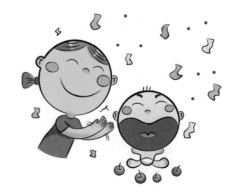

那营养呢？嗯，第3章里小南就会说到添加辅食的问题。事实上，从宝6个月起，母乳已经不能满足宝的生长需要，辅食已经逐渐加上了。1岁以后，宝已经每天吃三顿饭啦，母乳的需要量也就每天 2 ~ 3 次，妈妈们先用配方奶取代一次母乳，待宝适应后再慢慢加配方奶减母乳，直至最后完全断掉母乳。这样的话，宝的营养就不用担心啦！

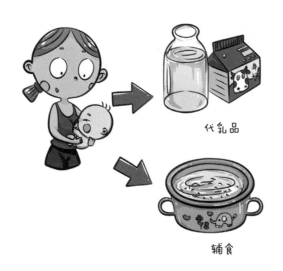

代乳品

辅食

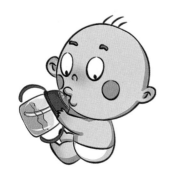

这个替换的过程要慢慢来，尤其是不适应配方奶的宝宝，会更艰难一些。大部分宝宝还是能够顺利过渡的，按下面的步骤来就好。

具体步骤

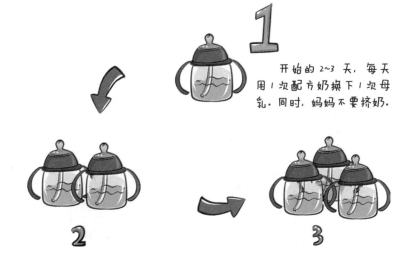

1

开始的 2~3 天，每天用 1 次配方奶换下 1 次母乳。同时，妈妈不要挤奶。

2

从第 4 天开始，每天用 2 次配方奶换下 2 次母乳。

3

到第 7 天，每天喂配方奶 3~4 次，不再喂母乳。

每个宝宝的情况不同，爱上辅食后已经对母乳兴趣不大的宝宝，可以加快这个进程；而那些特别眷恋母乳的宝宝可以把这个断奶过程再拉长一些。

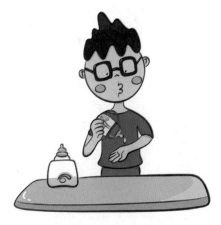

当然，不是每个宝宝都这么顺利，有一部分宝宝不爱喝配方奶。那咋办？嗯，先确定是宝的问题还是配方奶的问题，多换几种奶嘴，换不同牌子的奶粉，冲泡浓度、温度都注意一下，在宝饿的时候给他喝，让他看别的宝宝喝。这一番折腾下来，若还是不行，那么妈妈可以考虑多喂一段时间的母乳，等宝大一点直接换鲜牛奶。若是没有继续喂母乳的条件，那就在食物上下功夫吧。

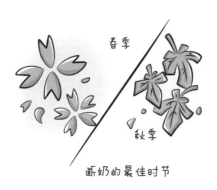

断奶的最佳时节

春天和秋天是宝宝断奶的最佳时节，夏天太热，冬天又是呼吸道疾病高发的季节。春秋季气温适宜、新鲜食材丰富，断奶容易实现软着陆，所以妈妈们在计划断奶时，还要把季节因素考虑进去。

"我也知道春秋季断奶好，但奶量越来越少，恐怕撑不到春天了……"实在不行，那就找个宝宝状态好的时机给宝宝断奶吧。刚才说的那些季节因素呢只是标配，还是要根据宝宝的情况和妈妈母乳分泌量来灵活决定，咱总不能没有母乳了还硬着头皮喂吧？

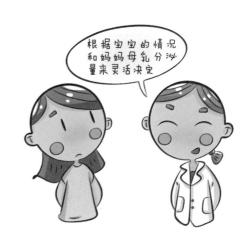

根据宝宝的情况和妈妈母乳分泌量来灵活决定

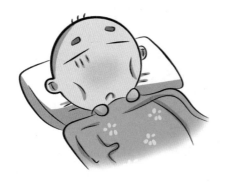

倒是有一个原则是所有情况都适用的：不管宝宝什么时候断奶，要是碰巧生病了，比如感冒、腹泻、过敏等，断奶都要推迟几天。母乳好消化，又能增强宝宝抵抗力，吃母乳的过程还能带给宝宝心理上的安慰，有助于宝宝身体恢复。

总之，不能粗暴地断奶，伤害到宝宝的安全感，也不是宝宝·哭就妥协，无限期地推迟下去。哎，这个度不好把握，妈妈们多观察、多体会，边断奶边调整策略吧！

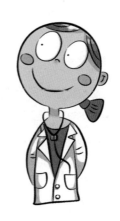

鱼小南
特别提示

最初的几天，宝宝肯定是会哭闹，爸爸妈妈要找到能替代母乳的安慰方法，多陪宝宝玩游戏、给宝宝讲故事、带宝宝到户外活动等，都是好办法。这个时候，爸爸一定要好好发挥作用，主动承担陪玩、哄睡的任务，能不能顺利断奶就看你啦！

第 2 章

母乳喂养常见问题

奶水不足

大部分妈妈，只要乳腺组织正常，哺乳是没有问题的。树立母乳喂养的信心，保护好乳房是哺乳顺利的前提。奶水少主要还是哺乳不当引起的，找到原因，有针对性地调整，才能解决问题。

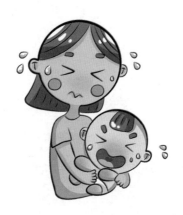

小南有个朋友最近当妈了，画风大变啊，平时风风火火气场两米的职场精英，面对刚出生的宝宝手足无措，从来没有如此慌乱和紧张。"怎么办怎么办，感觉奶水不够，宝宝没吃饱哎！是不是我胸太小了？"想象一下，原本在朋友中光芒万丈的高冷范，电话里像只热锅上的蚂蚁，这种反差也就当妈的人能明白。

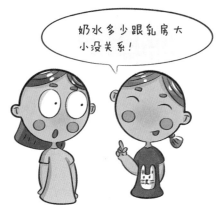

奶水多少跟乳房大小没关系！

"奶水多少跟乳房大小没关系！"先给她吃颗定心丸，小南是不是很善良呀？乳房大小其实只是脂肪多少的问题，脂肪哪会产奶啊，分泌奶水那是乳腺组织的事，只要乳腺组织发育正常就能产奶。

乳腺腺体发育好、腺管通畅，奶水自然就多，反之，奶水就少。不是想当然的"乳房大奶水多，乳房小奶水少"，乳房大的妈妈如果乳腺组织不给力，奶水也会很少。

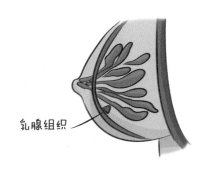

乳腺组织

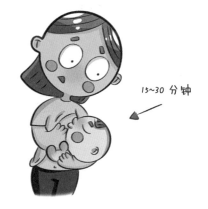

15~30分钟

怎样才能让乳腺组织给力？舒了一口气后，朋友赶紧追问。首先，要尽早开奶。一般来说，如果是顺产，宝宝出生后15分钟就可以开奶了，越早越顺利，剖宫产的妈妈也要根据自己的身体条件，尽早给宝宝喂奶。

小南那个朋友当时就是剖宫产，产后因为手术切口疼痛没有及时开奶，等宝宝吃上母乳已经是两天后的事情了。这期间也没用吸奶器来当替补队员，结果刺激得不够，乳汁分泌自然就少了，不明真相的妈妈却自责自己的乳房小。

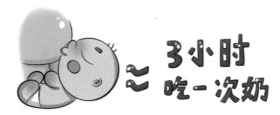

还好，这才没几天，还来得及调整。小南生豚豚那会儿，开奶是挺早的，但也担心"粮食产量"，差不多2~3小时就让豚豚吃1次奶。虽说刚开始宝宝可能吸不出多少奶来，但一定要让宝宝坚持每3小时左右吸1次，现在辛苦些，是为日后有饭吃呀！

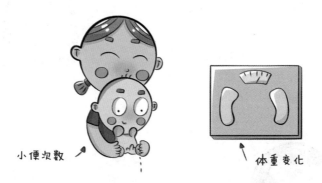

小便次数　　　　　　　　　　　　　体重变化

每次具体吸多长时间记不清了，但不短，20分钟肯定有的，还经常超过半小时，有几次小南都困了，豚豚还精神抖擞地吃吃吃。昕爸看豚豚拼命吸吸的样子，总担心他吃不饱。怎么看小家伙有没有吃饱呢？若宝宝吃奶后能睡2~4个小时，每天小便超过6次，出生1周后体重不再下降，2周后体重开始增加，这就说明妈妈的奶足够满足宝宝的生长需要。毕竟，这个时候宝的胃容量很小，也不需要太多奶，多吸是为了让乳腺管通畅呢！

平均算下来，豚豚当时一天要吃 8~10 次奶的样子，乳腺管通畅了，奶水自然就出来啦。小南当时是让豚豚先吸空一边再来吸另一边，通常豚豚只吸空一边就吃饱了。这次吃左边，下次就吃右边，两侧交替喂奶。这样，乳房就多了一倍休息时间，乳头压力会小很多。

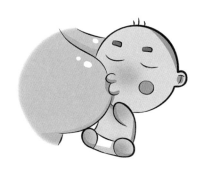

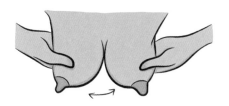

左右交替的好处是，前乳、后乳都能吃到，而且一侧吸空后更有利于乳汁分泌，宝宝的下一顿就不愁啦！

前乳？后乳？前乳就是一开始吃到的奶水，比较稀薄，含有较多的水分和蛋白质，可以给宝宝解渴、提高宝宝的抵抗力；后乳就是后半部分吃到的奶水，比较浓稠，含有较多的脂肪、乳糖等，主要为宝宝提供生长发育所需的能量。所以先吸空一边再吸另一边，才能保证营养均衡哦！

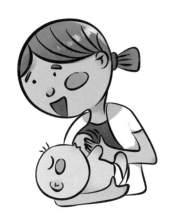

当然了，喂奶动作一定要正确，得让宝宝把乳头和大部分乳晕都含进去，不能只叼着乳头咂吧咂吧。这样一方面吮吸刺激不够，影响产奶量，另一方面还会导致妈妈乳头皲裂。一定记得多纠正宝宝，别怕麻烦，慢慢宝宝就会了。

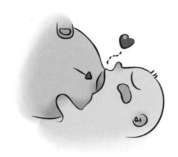

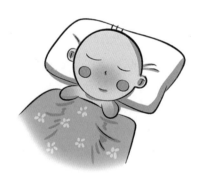

有一部分妈妈奶水少是因为宝宝太能睡了，你信吗？真有那么一些宝宝，特别爱睡，以至于忘记了吃饭。一开始，妈妈很开心，能多休息会儿，后来就发现问题了，这刺激不够，奶量上不去呀！

对于这类宝宝，白天超过 2 小时了就喂他吃奶吧，尤其是那些喜欢睡睡睡的宝宝，妈妈不增加次数的话，他们自己不够主动，吃下去的都满足不了生长发育的需求呢，必须"醒醒、醒醒，吃饭了、吃饭了。"

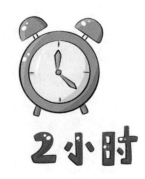

如果你家那个宝实在不配合，生长发育也没受影响，那就吸奶器上吧。不管怎么说，用吸奶器也能起到一定的刺激作用。不然，哪天宝开始睡得少了，奶却不够吃了，那可怎么好？

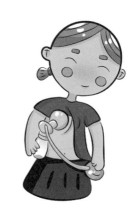

妈妈白天尽量多睡

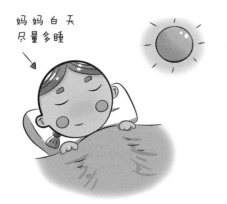

妈妈的身体状态和精神状态也很重要，小南那会儿是见缝插针地休息，别的事情不多想，只管一心一意当奶牛，不然休息不好还精神紧张的话，奶水肯定是要减少的呀！

有一个办法是大家都比较热衷的，也是很多妈妈第一个想到的催奶办法，就是喝汤啊！这里要给大家提个醒，宝宝出生后前几天先不要喝催奶汤哦！让宝宝多吸才是首要任务，乳腺管通畅了才能喝催奶汤，否则引起乳腺炎就适得其反啦！

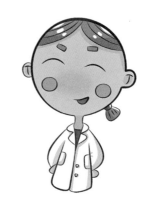

乳腺管很难吸通的妈妈，可以采用按摩通乳的办法。但是，一定找靠谱的通乳师哦，没有章法的大力按揉都是错误的，不仅起不到通乳的作用，还有可能损伤乳腺组织！

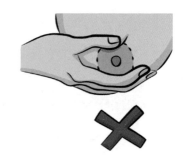

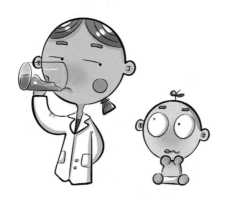

还有一点也很重要，妈妈们要注意多喝水。尤其是每次喂奶后，都要补充一点水分。喝汤的话，也不要喝太油腻的汤，宝宝需要的不是这样的脂肪。更不能太咸，妈妈吃咸了会加重宝宝的肾负担。

鱼小南
特别提示

哺乳是件很辛苦的事，妈妈们要先照顾好自己，因为妈妈身体好、心情好才能分泌出足够的乳汁喂宝宝呀！如果各种办法都尝试过了，奶水就是不够，那也没什么大不了的，该加奶粉加奶粉。配方奶也基本能够满足宝宝的生长需求，妈妈也不要有太大的心理负担，只要好好呵护，我们的宝宝都会健健康康长大哒！

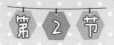

第 2 节
涨 奶

妈妈的奶量和宝宝的饭量，供求平衡是最好的，妈妈不累，宝宝也满意。但一开始的时候，往往没有那么顺利，奶不够，妈妈着急，奶太多，妈妈也难受。说过了奶少的，再来说说奶多的。

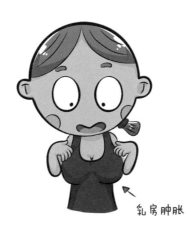

乳房肿胀

不少妈妈把涨奶和乳腺炎混为一谈，这是不对的。这么说吧，涨奶不是乳腺炎，但是涨奶如果处理不好，有可能引起乳腺炎。涨奶主要是因为乳房内乳汁太多，或者乳腺管不通畅，引起乳房发胀，虽然也有疼痛，但并没有炎症。

有些妈妈涨奶，是因为乳头内陷，宝宝含不住乳头，无法吸吮，乳汁排不出来，势必要涨奶了。这个问题其实应该在妈妈准备生娃前解决，但是吧，妈妈那时还是少女心，哪能想到喂奶的事啊！别着急，现在纠正也来得及，后面第4节小南就专门讲怎样纠正乳头内陷。

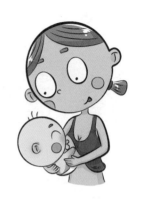

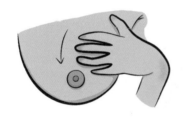

还有一部分妈妈是乳腺管不通畅，乳汁分泌了，但出不来。宝每次吃奶都能吃半小时以上，还是不能完全吸出来，宝宝累，妈妈也累。这种情况，可以做做按摩、热敷，坚持让宝宝多吸，平时也可以用吸奶器吸几次，乳腺管通了，也就不会再出现涨奶了。

剩下那部分妈妈，是"高产"妈妈，也没吃啥好东西，奶就是多啊！环视一圈，全是羡慕的目光，但"高产"妈妈表示，我们也是有烦恼的啊！奶太多，宝宝吃不完，动不动就涨奶，也是很痛苦的好嘛！这个倒是好解决，宝宝吃剩的就用吸奶器吸出来吧！

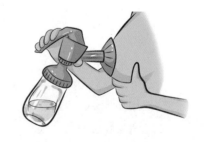

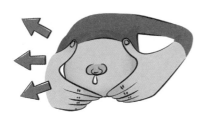

当然，光用吸奶器是无法把奶完全挤出来的。所以，会有妈妈说"我每次都用吸奶器吸了呀，为什么还会得乳腺炎？"吸奶器吸完后，还应该用手将剩余的奶挤出来。当然，除了有奶液残留外，乳头有裂伤、妈妈休息不好等也是引发乳腺炎的帮凶。

你看，涨奶还是要及时把乳房排空才行，不然一个不小心就转成乳腺炎啦！妈妈遭罪，宝宝也没法愉快地喝奶了。

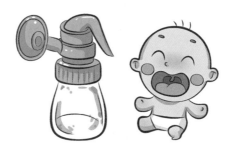

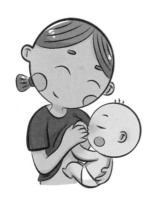

嗯，上面说的这些都是从根源上解决涨奶的办法，但涨奶这个问题通常不是一两天就能解决的。所以呢，也得想办法缓解当下的不适呀。下面，小南就介绍一些对症的方法，"标本兼治"来拯救涨奶的妈妈。

涨奶严重的话，宝宝和妈妈都不开心。乳房肿胀，宝宝含不住乳头，吃奶都变得困难。这时，妈妈可以先自己用手挤出一部分乳汁，让乳晕部分变软，然后再让宝宝吃奶。

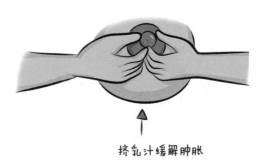

挤乳汁缓解肿胀

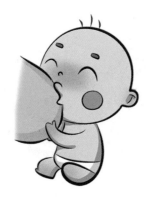

麻烦一些不怕，千万别让宝宝用不正确的姿势吃奶，只含乳头的话，很快就会引起乳头皲裂，喂奶会变得更加困难。

妈妈呢，涨奶严重时会很痛，止痛的话可以冷敷。用毛巾裹住冰袋敷在疼痛部位，促使局部血管收缩，能缓解一下肿胀和疼痛。但是，冷敷之前要把奶挤出来。

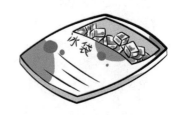

冰袋

那什么时候热敷呢？嗯，热敷不能止痛，但是可以疏通乳腺管，让乳汁更易流出。可以在喂奶前热敷，也可以在按摩前热敷，注意别用太烫的毛巾，以免烫伤皮肤。

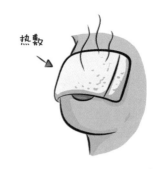

热敷

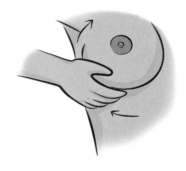

宝宝睡着的时候，妈妈也可以自己做做按摩。双手从乳房边缘向乳头方向按摩，从下到上每个部位都按到，直到把乳房中的所有乳汁都排出为止。

如果妈妈痛得厉害，是可以服用止痛药的。前面小南说过，对乙酰氨基酚和布洛芬都是安全的止痛药，是不影响喂奶的。但止痛只是解燃眉之急，解决涨奶才是最重要的。

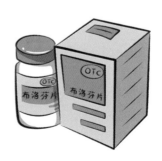

不管怎么样，都不要停止给宝喂奶，而且要勤喂，2～3小时就要喂1次。因为不管哪种情况的涨奶，让宝宝多吸都是最好的解决办法。妈妈们千万不要因为涨奶不适就不给宝宝喂奶哈！

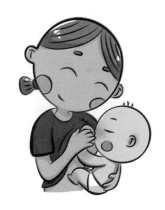

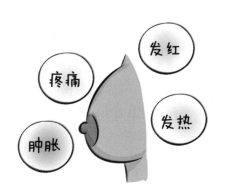

涨奶处理得不好就可能引发乳腺炎，这时妈妈们就需要去医院看一看了。那乳腺炎和涨奶有啥不一样呢？嗯，若是乳房局部有肿块，而且肿块表面皮肤发红，肿块部位疼痛，妈妈还有发烧、疲乏、食欲下降等情况，就是发展成乳腺炎了。妈妈们就别自己在家当涨奶处理了，赶紧去医院就诊吧。

鱼小南
特别提示

涨奶问题多发生在宝宝出生后的第一个月，归根结底还是妈妈和宝宝没有磨合好的问题。防治的关键还是早开奶、勤哺喂、不断纠正宝宝的吃奶姿势。万事开头难嘛，妈妈们千万别气馁，很快就会好起来的，坚持住、别放弃！

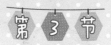

乳腺炎

上一节小南说了，涨奶处理不好就容易进展成乳腺炎，发展到这一步，肯定是更痛苦、更难处理啊！事实上，哺乳期得乳腺炎的妈妈真的不少，小南这一节就说说这个问题。

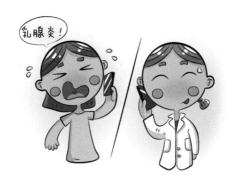

乳腺炎！

哺乳期得乳腺炎这个事啊，真是很常见，光打电话咨询小南的亲戚就有不少，这其中还有二胎妈妈。新手妈妈有没有觉得很宽慰？原来大家都会遇到这个问题啊！嗯，放心，你不是一个人在战斗。

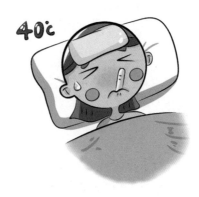

乳腺炎，简单说就是乳腺的炎症啦，既然是炎症，局部的红、肿、热、痛是少不了的。除了乳房胀痛，妈妈还很容易发烧，小南的一个亲戚前几天就烧到40℃。

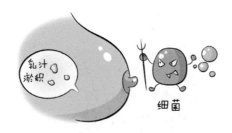

之前去看望她时，喂奶方式很正确啊，这才多长时间没联系啊，就乳腺炎了？亲戚说，主要是她奶水太多了，宝宝每次都吃不完，淤积的乳汁就成了细菌的温床。所以，奶水多的妈妈，宝宝吃不完要把乳汁排出来的哦。亲戚说，她每次都用吸奶器吸的呀，怎么还会得乳腺炎？

一般来说，吸奶器是个好帮手，可再好的东西使用不当也会帮倒忙，确实有那么一小部分妈妈是因为吸奶器使用不当得的乳腺炎。小南没见到那位亲戚是怎样用吸奶器的，就不知道她用得是不是科学。

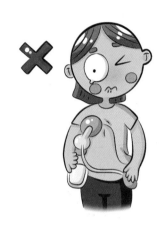

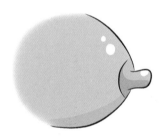

其实，就算是正确使用吸奶器，也是不能将乳汁完全排空的。一旦细菌来捣乱了，妈妈就不能完全指望吸奶器了哦！

吸奶器吸完后，乳房内还是会有残留的乳汁，这些乳汁就会成为细菌的培养基。所以呢，把乳汁排空是治疗乳腺炎的第一步。一旦妈妈发现有乳腺炎的苗头，就要在用吸奶器吸完之后，再手挤一次。

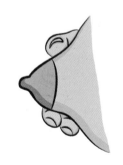

那具体怎么挤呢？洗干净双手，涂点橄榄油之类的，把拇指和食指放在乳晕处，向胸壁侧按压。还要变换手指的位置，这样才能不放过一条漏网之鱼，把各个方向的乳窦内的乳汁挤出。

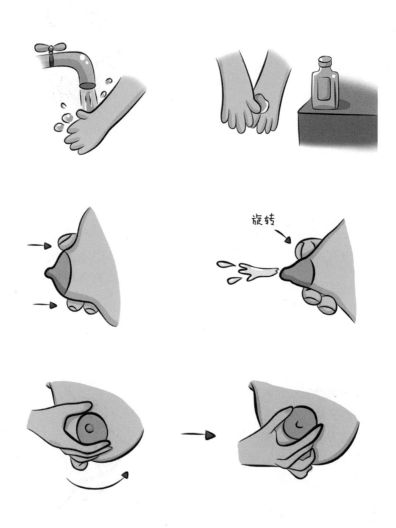

旋转

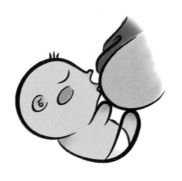

当然啦，乳汁淤积只是乳腺炎的基础条件，最关键的角色还是进入乳房内部的细菌呐！那这细菌是怎么进去的呢，大多数都是通过乳头破损处进入的。这就是为什么小南一直强调哺乳方式要正确，这后面是一连串的问题。哺乳方式不正确引起乳头皲裂，乳头皲裂又继发乳腺炎，嗯，还怎么能愉快地喂奶呢？

妈妈的免疫力和精神状态也很重要，长时间睡眠不足、精神紧张、疲劳等都会给细菌可乘之机。免疫系统不给力，细菌轻轻松松就繁殖开来，乳房就遭殃了。

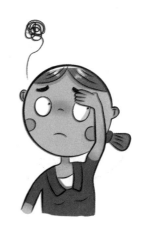

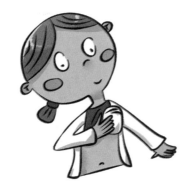

除此之外，乳房受挤压、乳腺管不通畅、乳头清洁不及时等，都是乳腺炎的"领路人"。尤其是产后的前两个月，真是一不小心就可能招惹上乳腺炎，妈妈们一定想着这个事，做好预防哈。

不管什么原因引起的乳腺炎，细菌一旦得势，往往就不是按摩、热敷能解决的了。该用抗生素还得用抗生素，前面小南也说过，青霉素、头孢类抗生素、红霉素是比较安全的，哺乳期妈妈可以用。早点用抗生素还能预防乳房脓肿的形成。该退烧的退烧，对乙酰氨基酚和布洛芬也是可以使用的。

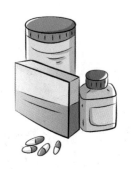

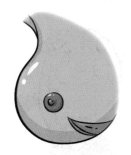

如果脓肿已经形成呢，就只好做脓肿切开引流术了。患侧的乳房暂时是没法喂奶了，等痊愈了再继续喂吧。

前面我们说过，把乳汁排空是一个很重要的治疗措施。所以，只要不是特别严重的乳腺炎，妈妈都可以继续喂奶，这有利于炎症的治疗。即使出现了乳房脓肿，健侧仍然可以喂奶，患侧也要用手把乳汁排空。

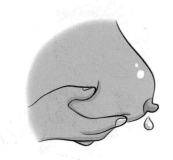

经过乳腺炎的折腾，很多妈妈就放弃母乳喂养了，尤其是做了脓肿切开引流的妈妈。其实，急性乳腺炎恢复得还是很快的，只要处理好，是不会影响妈妈们继续喂奶的。小南在这里要提醒妈妈们，一旦发现乳腺炎的苗头，要及早去医院，千万别拖着，发现越早，治疗越容易。

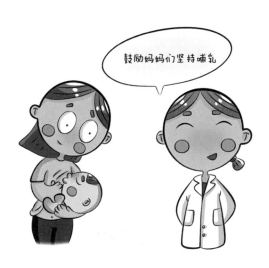

乳腺炎这个事，妈妈们一定要认真对待，相信科学，别一味听信别人的经验。小南见过不少自己在家里用各种偏方折腾的妈妈，最后很严重了才来医院，既伤害自己的身体，又影响宝宝吃奶，很不划算呀！

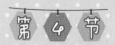

乳头内陷

前面小南多次提到乳头内陷这个事，这一节就详细讲讲怎么来解决这个问题。毕竟，有乳头内陷的妈妈还是很多的，没法给宝顺利喂奶让人很着急呢！

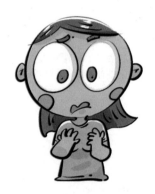

　　大部分的乳头内陷是先天发育的问题，跟怀孕是没啥关系的。妈妈们先别沮丧，乳头内陷虽是先天性的，但后天还是可以改善的。

还有一部分乳头内陷是继发性的，就是说乳头本来是正常的，后来因为炎症、肿瘤等疾病的影响出现乳头内陷，或者因为青春期穿戴过紧的胸衣导致乳头内陷。

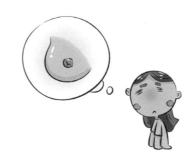

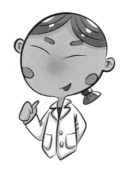

当然，乳头内陷的程度有轻有重，每个人都不一样。不同程度的乳头内陷对母乳喂养的影响也不同，相应的处理办法也不一样。

部分乳头内陷，乳头颈部还在

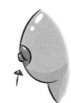

看上去乳头完全凹陷到乳晕当中，没有乳头颈部

乳头完全埋在乳晕下方

临床上，根据乳头内陷的程度可分为3型。Ⅰ型：乳头部分内陷，乳头颈存在，能轻易用手挤出，挤出后大小、外形与常人相似；Ⅱ型：乳头全部凹陷在乳晕之中，但可用手挤出乳头，乳头比正常的小，多半没有乳头颈部；Ⅲ型：乳头完全埋于乳晕下方，无法使内陷乳头挤出。

通过图片我们可以看到，无论哪种类型的乳头内陷，都会或多或少影响宝宝的吸吮，给母乳喂养带来困难。而且，乳头内陷还很容易引起局部的炎症，甚至通过乳腺导管逆行感染，引起乳腺炎。

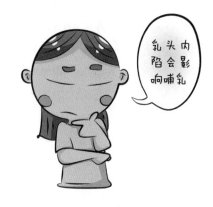

妈妈们要说了，那我们怎么办呢？最理想的当然是在青春期乳房发育的时候就把这个问题解决了，用手牵拉也好，负压吸引也好，严重的还可以做矫正手术。总之，在妈妈们怀孕之前解决这个问题是最好的，这样就不影响哺乳了呀！

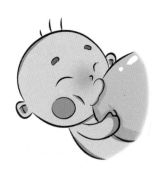

可那时候人家还是小姑娘，怎么能想到日后的哺乳问题呢？即使发现了，大多也意识不到积极矫正的重要性。所以，大部分妈妈意识到这个问题的时候已经是孕期了。孕中期也算是矫正的一个时机，只要准妈妈的状况比较稳定，就可以用手牵拉乳头或用乳头矫正器来纠正一下乳头内陷。

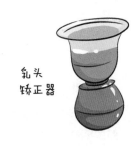

乳头
矫正器

孕期纠正乳头内陷，动作一定要轻柔，一旦有宫缩立即停止。尤其是孕晚期，最好不要频繁刺激乳头，有早产的风险。跟孕期相比，还是孕前和产后纠正乳头内陷更安全一些。

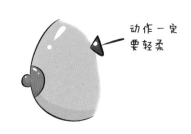

动作一定要轻柔

嗯，如果比较轻的乳头内陷，可以这样给宝宝喂奶。每次给宝宝喂奶前，妈妈先自己用手把乳头拉出来，等宝宝顺利含接再松手。本来正确的哺乳方式就是要宝宝将乳晕一起含住，不是只含乳头，所以乳头内陷不严重的话还是可以顺利哺乳的。

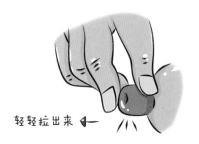

轻轻拉出来

这种临时的矫正不能持久，喂完奶乳头又会缩回去，不过只要能顺利喂奶就好啊！后面可以再慢慢矫正嘛！

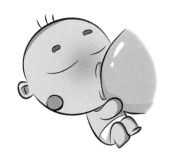

再就是，一定要早开奶、勤喂奶。宝宝吸吮的过程本身也是对乳头的牵拉，有矫正的作用。很多乳头内陷比较轻的妈妈，在喂奶一段时间后就被矫正过来了。

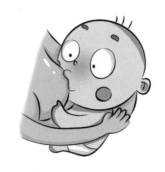

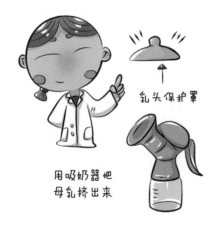

乳头保护罩

用吸奶器把母乳挤出来

当然也不是所有妈妈都能这么顺利，如果一开始宝宝跟妈妈不能很好地配合，吸吮又困难的话，那也不能让宝宝饿肚子呀！妈妈可以用乳头保护罩辅助一下，实在不行，用吸奶器吸出来喂也可以。

那些乳头内陷比较严重的，没法把乳头挤出来的，就别自己在家生拉硬扯了，还是去医院让医生看看怎么办吧。实在不能母乳喂养也别强求，妈妈和宝宝的健康最重要，是吧？

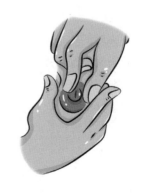

另外，乳头内陷的妈妈们要格外注意乳头的清洁，喂奶前后都要清洗一下乳头。不然很容易引起乳腺炎，妈妈遭罪，喂奶也要受影响。

注意乳头的清洁

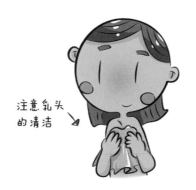

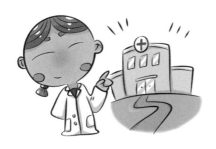

对了，小南还要提醒一句，如果妈妈们平时都好好的，没有乳头内陷的问题，突然哪天发现自己乳头内陷了，要赶紧去医院检查一下，有可能是存在其他的乳腺疾病。

鱼小南特别提示

乳头正常的妈妈都会在刚开始哺乳的时候遇到各种难题，乳头内陷的妈妈自然会面临更多的困难，妈妈们要有心理准备。好在这些难题都有解决的办法，妈妈们还是不要轻易放弃母乳喂养，加油哦!

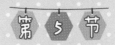

乳头皲裂

乳头皲裂，看见这四个字就感觉很痛。前面小南无数次叮嘱，一定不要让宝宝只含乳头，就是为了避免妈妈们见识这种痛。有妈妈说，已经中招了，咋办？哎，过来，先抱一抱，再来点干货。

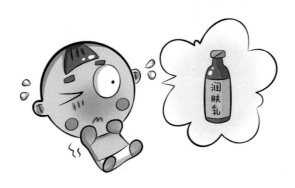

前几天，医院急诊室来了个小小病人，才1个月大，因为误食润肤乳来的。这么小的宝宝，看着就心疼啊！

什么？这么小的宝宝吃了润肤乳？是不是很难联系起来，小南一开始也有点懵。一问才知道，是妈妈乳头皲裂痛得厉害，就拿之前囤的润肤乳涂在乳头上缓解一下，结果有次忘了在宝宝吃奶前洗掉，宝宝就直接吃进去了……

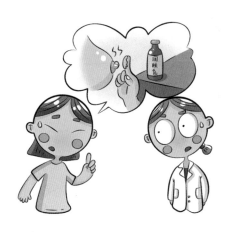

哎，又是一对没有科学哺乳的可怜母子，大的疼痛不说，还会对母乳喂养有心理阴影，甚至最后放弃母乳喂养；小的吃不饱还吃出事情了。果然，宝宝吃母乳时含接不正确，只含住了乳头，没把大部分乳晕也含进去，新手妈妈的乳头皮肤又比较嫩，乳头承担了所有的吮吸压力，时间一长，表皮被宝宝的唾液浸泡软了、皲裂甚至糜烂，自然就有裂口了。

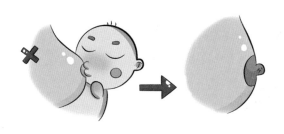

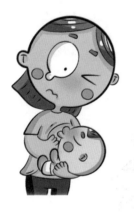

"对对对，针刺一样痛"，当妈的心有余悸，说每次哺乳都很痛苦，只想快快结束，又怕宝宝吃不饱，精神很紧张，就琢磨着涂点润肤乳缓解一下，以前每次喂之前都会用香皂仔细洗掉，这次忘了就出事了。

乳头皲裂了想涂点东西是可以的，喂奶前还想着洗掉也没错，但不能用香皂来清洗。为啥？用香皂洗会让乳头更干燥，更容易发生皲裂甚至溃烂并发感染。

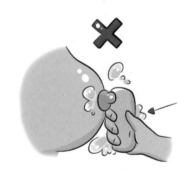

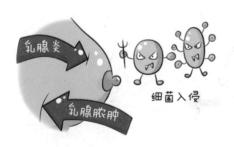

这个妈妈还算好的，只是单纯的乳头皲裂，好多妈妈乳头皲裂后，细菌通过裂口进入乳腺，引发了乳腺炎，母乳喂养愈发艰难了。

一番检查下来，宝宝倒没什么大碍，只是这哺乳方法一定要改了。小南跟这位妈妈再三强调，一定要让宝宝含住乳头和乳晕的大部分，这个含接方式不改过来，乳头皲裂是好不了的。

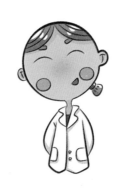

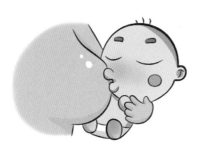

有的妈妈是只有一侧乳头皲裂，人都是趋利避害的，好歹有个不疼的，就让宝宝逮着这个不疼的吃了。可是这样下去，恐怕这个没受伤的也要负伤啊！其实，先喂正常这侧，再喂皲裂的那侧就能轻很多，左右交替着喂，两侧乳头的压力都能小一些。两侧都负伤了呢，从疼得轻的那边开始吧！

喂完奶之后，可别生硬地把乳头从宝宝嘴里抽出来，会痛的。温柔一点，用食指轻轻按住小家伙的下颌，很好，嘴巴张开了哦，趁机抽出来，一气呵成。

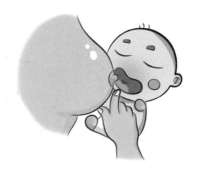

已经裂开的乳头咋办？每次喂完奶后，用热毛巾温敷 3~5 分钟，把结痂啊什么的洗洗干净，然后挤出一些乳汁涂在乳头和乳晕上，短暂暴露一会儿乳头，让它自然干燥。也可以涂上一层羊毛脂，下一次喂奶前用温水清洗。至于润肤乳，就别用了吧。喂奶前也可以先挤出一些乳汁，软化一下乳头和乳晕，宝宝含起来更顺利，妈妈也能舒服一些。

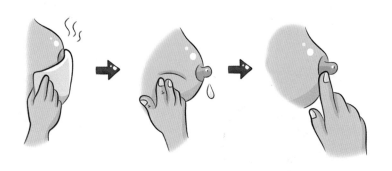

还有一些哺乳神器可以缓解妈妈的痛苦，小南也给妈妈们介绍一下。乳头保护罩，一种仿真乳头，喂奶时罩在乳头上，可以有效缓解妈妈的疼痛。因为宝宝的小嘴直接接触的是保护罩，不会吸到乳头，所以妈妈不会痛。但是，小南不建议妈妈把这个当救星用太久哦，时间长了还是容易让宝宝产生乳头混淆的，再换回直接哺喂也是有点麻烦。

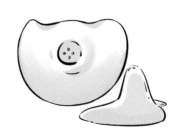

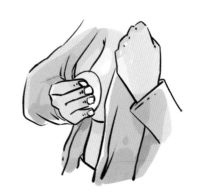

凝胶乳垫，也能让妈妈舒服些，它可以缓解乳头的肿胀和疼痛，并将乳头和异物隔离开来，有利于伤口恢复。

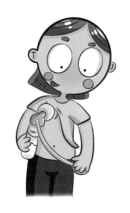

若是乳头皲裂很严重，实在痛得厉害，也别勉强自己，可以暂停一段时间的直接哺喂。用吸奶器把乳汁吸出来，再用奶瓶喂给宝宝。怕乳头混淆的话，也可以用勺子或鸭嘴杯喂宝宝。

小南见过不少因为乳头皲裂放弃母乳喂养的妈妈，我能理解妈妈们的痛苦，但真的很可惜。给宝宝喂奶本来可以是一段幸福温馨的时光，却变成妈妈的刑场。所以，小南还要再啰唆一遍，从一开始就要注意纠正宝宝的吃奶姿势哦!

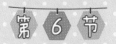

宝宝厌奶

自从有了娃，妈妈的心情就是跌宕起伏的，今天为宝宝的一个笑脸兴奋不已，明天又为宝宝少吃几口饭忧心忡忡。总之，每个阶段都有妈妈操心的事，今天小南就来说说厌奶，别认为宝每天都是吃吃吃的节奏，厌奶也是很常见滴！

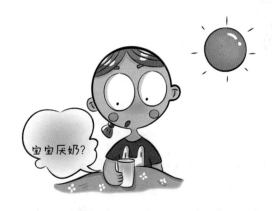

宝宝厌奶？

小南和大家一样，没事的时候喜欢刷朋友圈，刷着刷着就看到各位宝妈的带娃日常，经常忍不住要科普一番。前几天就看到朋友发的一条求助信息：自己喝下那么多汤汤水水，好不容易奶水"江河湖满"，小公主居然厌奶了，担心她吃不饱，又心疼奶水……

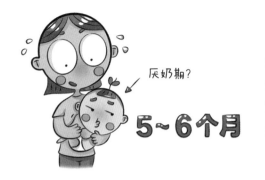

厌奶期？

5~6个月

小南想了一下，她家娃差不多5个月大了，是到了生理性厌奶期了，大部分宝宝在5~6个月甚至更早，多少都有点厌奶表现。

先排除病理性厌奶

- 鹅口疮
- 急性呼吸道感染
- 急性胃肠炎
- 先天性心脏病、免疫性疾病等

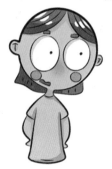

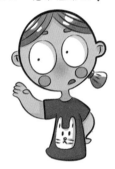

　　大部分宝宝都是生理性厌奶，只要小南说到"生理性"三个字，妈妈们就可以放宽心，但前提是，我们得先把病理性因素排除啊！简单说就是，小南得先问问这位朋友，她家娃不爱吃奶是不是因为生病了。比如说，宝宝长了鹅口疮，一吃奶就嘴巴疼，宝宝当然不想吃奶了。还有啊，如果宝宝感冒了，鼻塞，吃奶时没法换气，憋得难受，想想也是，这么难受还是不吃了，嗯。再就是急性胃肠炎，又是呕吐又是腹泻的，换作大人也没食欲，何况是宝宝呢？

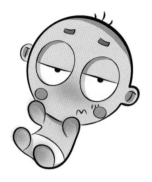

上面小南说到的几种情况，症状都很明显，妈妈很容易发现。有些慢性疾病则隐蔽得多，需要爸爸妈妈仔细观察。除了厌奶，宝宝的面色、精神也不太好，或者明显比同龄宝宝长得慢，有这些表现的话，妈妈就要带宝宝去医院看看啦。

小南最担心的就是败血症，这是最严重的厌奶情况之一。没办法，小宝宝的免疫系统还很脆弱，局部感染控制不好就可能演变成全身性感染。如果宝宝厌奶的同时，还有烦躁不安或昏昏欲睡、呼吸急促、高热、呕吐等症状，马上去医院。

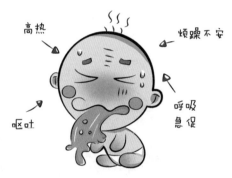

高热

烦躁不安

呕吐

呼吸急促

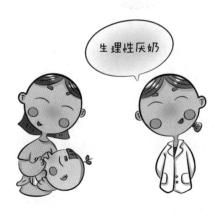

生理性厌奶

还好，她家小公主没上面说的那些情况，就是普通的生理性厌奶，短则一两周，长则一两个月，基本就会恢复过来。不过就算是"短则一两周"，也够让爸爸妈妈担心的，连小南这种专业人士，当初也为豚豚操碎了心。

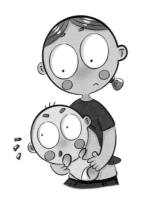

豚豚当初也是 6 个月左右厌奶的，这个阶段的宝宝对周围的事物越来越有兴趣，一点动静就探头探脑，吃奶时很容易开小差，吃得自然就少了。小南只好转战到安静的小房间，周边也没啥色彩鲜艳的玩具，没什么新奇东西吸引他，豚豚就又集中精力吃奶了。

后来豚豚出牙时也出现过一次厌奶，嘴里不舒服，就不想吃奶了。最抗拒的那几天，我们就把母乳灌在奶瓶里，再用孔洞大的奶嘴喂豚豚，这样能让他舒服一些。

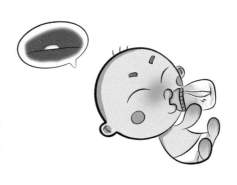

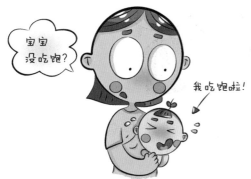

宝宝没吃饱？

我吃饱啦！

"我们家宝宝好像都不是哎……"她家小公主的情况跟豚豚还不一样，好吧，有没有强迫她喝奶？果然。她以前给宝宝喂奶都是定时定量的来，又唯恐宝宝吃不饱，每次喂得比较多，现在小家伙自行调整了食量，看上去就是"厌奶"了。

"精神啊、睡觉啊这些都怎么样？"朋友说都好的，那就问题不大，厌奶只是暂时的。不放心的话，就去对照一下宝宝的生长曲线图，只要偏离不多都没问题。不用刻意要求宝宝每次都要喝完多少，按照她自己的需求来。这种类型的厌奶，爸爸妈妈安心等待就好。

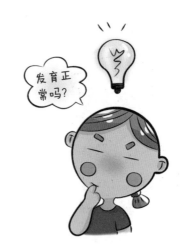

厌奶的原因有很多，母乳喂养的宝宝和配方奶喂养的宝宝还不一样，吃母乳的宝宝突然改为喝配方奶也会出现厌奶。爸爸妈妈要记住下面几条，别把好好吃奶的宝给带得厌奶了！

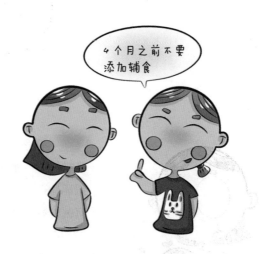

不要过早给宝宝加辅食，果汁什么的也不要喂。你让宝宝尝了这些口味重的东西，他还能好好喝奶吗？4个月前就让宝宝好好喝奶，别的都放一边，它们不适合宝。后面到了添加辅食的时候，也记得别在宝宝辅食里加糖、盐、酱油之类的调味品，这样才是对他好。

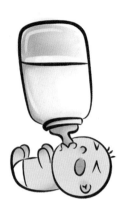

喝配方奶的时候，爸爸妈妈要给宝选择合适的奶嘴，孔小了宝宝吸得费劲，孔大了又容易呛。得让宝喝得舒服，他才愿意喝奶呀，不是吸不出来就是呛奶，任谁也会烦的。而且，别随便给宝换奶粉，味道换来换去，宝不适应的。

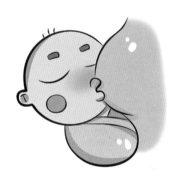

上一节小南说到断夜奶的问题，有一部分宝宝爱吃夜奶，晚上频繁醒来，醒了就吃吃吃。白天呢，自然就吃不下多少了，爸爸妈妈就以为他是厌奶了。其实，他并没有少吃啊，只是把吃饭时间挪到晚上去了。所以说，夜奶当断则断啊，不然后面问题更多。

宝宝厌奶是个阶段性的问题，只要我们找到原因，纠正了，宝宝会重新爱上吃奶的。如果宝宝还不到一岁，妈妈也没有断奶计划，不要因为宝宝一时厌奶就真的不给宝宝吃奶了。这只是喂奶路上的一个小插曲，放轻松，很快就会过去的！

第 7 节

给宝宝断夜奶

断夜奶也是个挺头疼的事，大部分妈妈都是需要斗智斗勇一番滴！小南在这里给大家讲讲自己的战斗经验，希望能够对你们有帮助。

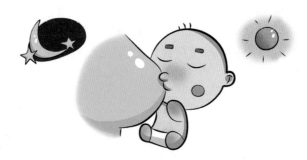

从生理上讲，宝宝在 3 个月之后就不需要吃夜奶了。唉，可这都是教科书上的理论值啊，就小南接触的宝宝里，能做到的真心不多。我们家豚豚就是 7 个月才断滴，还是靠辅食帮的忙。

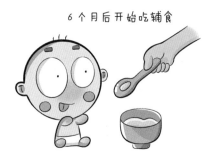

6个月后开始吃辅食

小南也是天天盼着豚豚过了3个月就能不吃夜奶了，可是小爷不配合啊。等啊等，6个月后豚豚开始吃辅食了，夜里好像没有那么饿了，小南赶紧逮着机会给他断了夜奶。

这是小南家的情况，每个宝宝的情况不一样，但大部分宝宝都能在6~9个月的时候把夜奶断了。当然，如果宝宝有消化系统方面的问题，断夜奶的事宜最好咨询一下医生。

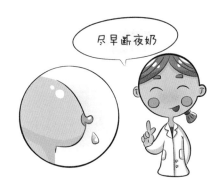

尽早断夜奶

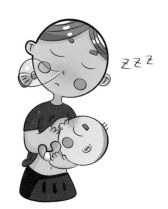

小南的建议是，差不多到时间后，尽量早点给宝宝断夜奶，该断不断的隐患太大了，最直接的就是妈妈累坏了。每天夜里宝宝醒来几次就得喂几次，妈妈根本没法好好睡。长期这样的话，妈妈喂夜奶时很容易迷迷糊糊睡着。

这一睡着就危险了：宝宝一般是吃饱了就地睡着，一旦妈妈先睡着了，乳房待在原地不挪开，会堵住宝宝鼻孔的，等到妈妈醒来为时已晚。很多起小宝宝夜间窒息的惨剧就是这么发生的。

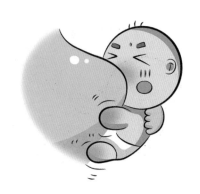

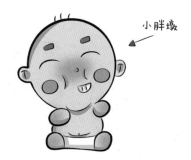

小胖墩

就算妈妈死撑着不睡过去，但是困啊，一困就顾不得什么按需喂养，任由宝宝吃个不停，小家伙哪知道分寸啊，吃着吃着就吃多了。喂养过度的后果就是，呀，有小胖墩的苗头了。

这还不算，宝宝吃完就睡，乳牙怎么办？乳牙很无助地浸泡在乳汁中，还找不到人来清理自己，时间一久就会有蛀牙，好好的牙齿就成了龋齿。乳牙没长好，日后恒牙也没好日子过，宝宝还想不想要一口好牙了？

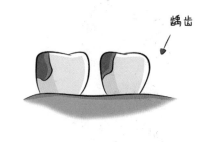

龋齿

而且，宝宝夜里每次醒来，不一定都是饿了，也可能是冷了、热了、想翻身了、突然害怕了、病了等原因，需要区别对待。

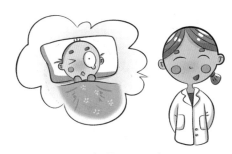

宝宝夜醒，根据情况区别对待

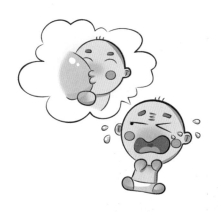

可当小家伙们知道一醒来或者一哭就有奶喝，就会越来越依赖夜奶，这样下去，什么时候才能养成良好的睡眠习惯啊？

夜奶该戒的时候还是要戒滴，怎么戒呢？妈妈先硬下心来，不要宝宝一哭就缴械投降，忙不迭喂奶去了。但也别矫枉过正，任由宝宝鬼哭狼嚎一晚上不管他，自己偷偷流眼泪。

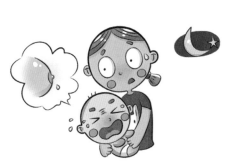

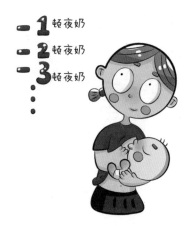

小南当初就是一点点来，刚开始的一阵子先减掉豚豚的 1 顿夜奶，等他适应后再慢慢减掉 2 顿、3 顿……这样呢，宝宝的身体和心理都有一个缓冲期，比较容易接受。

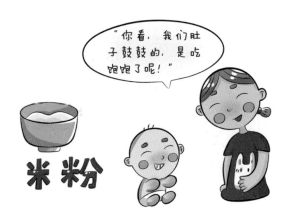

"你看，我们肚子鼓鼓的，是吃饱饱了呢！"

米粉

最后的那顿是怎么釜底抽薪的呢？那会儿豚豚比较喜欢吃一款米粉，小南就在睡前让他饱吃一顿，吃完清洁好小牙齿，就哄他睡觉了。"你看，我们肚子鼓鼓的，是吃饱饱了呢！"这个办法对豚豚还是挺管用的，各种辅食会比母乳或奶粉更有饱腹感，也没那么快消化掉，肚中有粮心里不慌，宝宝心理上觉得自己不需要夜里再吃饭了，就会睡得久一些。

就这么简单？哪啊，血泪史还没开始讲呢，上面那种情况只不过是豚豚最配合的时候，宝宝更多时候不配合啊，还闹，要安抚要陪伴，各种斗智斗勇啊！

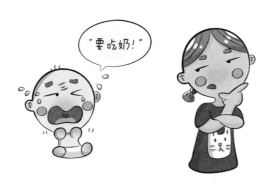

自从下定决心要给豚豚断夜奶后，小南就不再用"喂奶"来满足豚豚的安抚需求。其实有很多替代方式啊，就是万事开头麻烦而已，慢慢宝宝就接受了。宝宝不是闹吗？那就从睡前开始安抚呗，心情好又有时间的话，小南会给豚豚来一整套的按摩。不过一般都是速战速决，用最简单的手法，就是轻柔抚摸他的背部、小脑袋，揉揉小胳膊、小腿，揉完会拉着他的小手一起入睡。

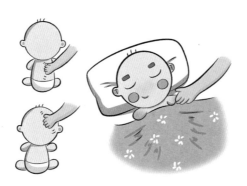

妈妈的心跳声和呼吸声能带给宝宝安全感，所以断夜奶的那段时间，小南都是陪豚豚一起躺下，再哼哼唧唧唱点歌或者讲个故事，实在想偷懒就跟他咿咿呀呀对话几句，小家伙都会慢慢睡着。这个办法也适用于宝宝夜里醒来想要安抚的情况。

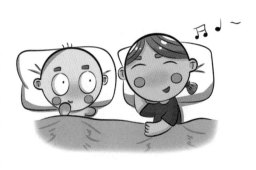

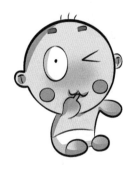

豚豚有一阵子很黏小南又爱吃手，自己的小手啃啃，再抓过小南的手指啃啃，吮吸需求很强烈，得好好想想怎么应对。

嗯，在小手干净、玩具也洗过晒过的前提下，爱啃啥啃啥去，满足你吮吸的欲望。这样夜里醒来的时候，小南只要把他的小手塞进他的嘴巴里，豚豚就自己吃去了，吃着吃着又睡过去了……啊，怎么有种坑娃的感觉？

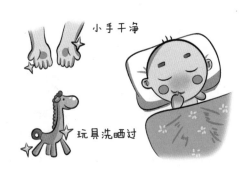

小手干净

玩具洗晒过

不过,有的时候豚豚没这么好打发,啥事都没,就是要闹腾一阵子,指望着小南妥协。这个时候必须不能出现啊,推醒昕爸让他哄娃去。昕爸睡眼惺忪抱着哭闹的豚豚哄啊哄,好像不哭了,赶紧放小床上去……怎么刚放下又哭了?求助的眼神望向小南,小南假装睡着没看到,他只好继续抱起来哄,重复几次,大的小的都累了,就睡过去了。

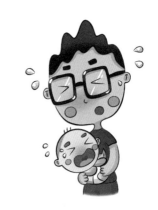

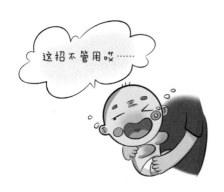

这招不管用哎……

这么几天下来,豚豚慢慢知道"好像这招不管用哎",又一抬头就能看到身边有人,就没那么闹腾了。然后呢,白天再给点适当的激励,豚豚慢慢就接受了。所以,帮手也很重要,他们能帮助妈妈把断夜奶计划顺利执行下去呢。

有一些宝宝夜醒次数多是因为晚上小便次数多,醒了就想吃奶,夜奶自然就不好断了。妈妈们可以观察一下,如果宝宝是这种情况,就要让他晚上少喝水,醒的次数少了,夜奶就好断了。

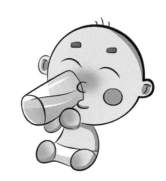

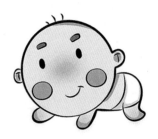

平时的功夫也很重要哦！白天适当让宝宝多活动，这样既有利于发展宝宝的运动能力，也能让宝宝晚上睡得安稳一些。

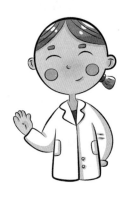

这些都是小南知道的断夜奶的招儿，就不知道哪些招儿适合你家的宝宝。当然，每个宝宝都不一样，妈妈们也可以根据你家宝宝的喜好自创新招，在保证宝宝营养良好的基础上把夜奶断了就好啊！

鱼小南 特别提示

道理是这个道理，妈妈也想早点给宝宝断夜奶啊！但若家里有个小磨人精，真是觉得束手无策呢！没关系，妈妈别焦虑，实在不行，晚断几天也没什么大不了的。你焦虑，宝宝更没安全感，会更加恋奶，放松心情，慢慢来吧！

第 3 章

科学添加辅食

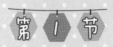

辅食添加的时机和顺序

宝宝长大，真的就是一转眼的事情，很快母乳就不能满足宝的生长需要了。这个时候就要辅食出场啦，但具体啥时候让辅食上场，先派谁上场呢？嗯，这些都有讲究的，且听小南慢慢说。

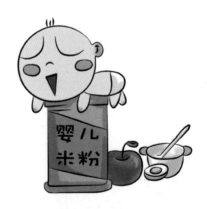

世界卫生组织经过反复研究和论证后提出，在宝宝满 6 个月时，可以派辅食上场了，这样比较科学。最早不能早于 4 个月，最晚不能晚于 8 个月。当然了，要是宝宝消化功能不是很好，添加辅食的时间是可以适当延缓滴。

为什么选 6 个月这个时间呢？当然是有道理的！6 个月之后呢，宝宝的消化系统跟上了，可以试水不同的食物了，母乳呢，也对宝宝的营养需求有点力不从心了，辅食的出场就水到渠成了。刚好，这也是宝宝的味觉敏感期，多吃点不同食物，以后能少一些偏食、厌食哦！

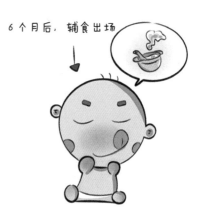

6 个月后，辅食出场

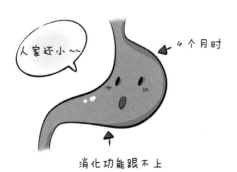

人家还小～～

4 个月时

消化功能跟不上

"早点吃不行么？"要是 4 个月前就让宝宝吃辅食，消化功能跟不上呀！那么丁点大的宝，消化器官娇嫩、消化腺不发达、分泌功能很弱、很多消化酶都还没出现，哪应付得了辅食啊！

如果强消化系统所难，负担一增加，消化系统直接撂挑子，消化不了的辅食不是滞留着发酵，引起宝宝腹胀、便秘、厌食，就是强行增加肠道蠕动，便便还没准备好就被频繁赶出体内，好吧，那就腹泻给你看。

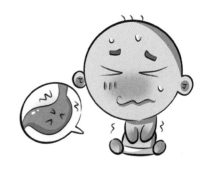

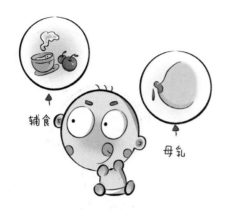

辅食

母乳

再说，小家伙们一旦尝过辅食，"呀，这是啥新鲜味道？"还肯乖乖去吃口感相对寡淡的母乳吗？对于1岁以内的宝宝来说，提供营养的主力还是母乳啊，辅食只是起补充作用。万一本末倒置了可怎么好？

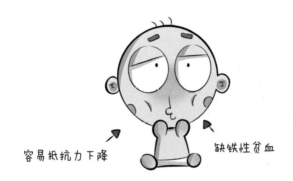

容易抵抗力下降

缺铁性贫血

"这样啊，我奶水足，过两个月再说好了"，太早是不好，可并不意味着越晚越好啊。有些妈妈对自己的奶水非常自信，到八九个月还让宝宝只吃母乳，营养啊能量啊都会跟不上生长发育的需求呢。生长发育粮草不足的话，最终吃苦的还是宝宝，而且一旦缺这个缺那个，宝宝很容易抵抗力下降。比如母乳中铁含量就不多，不找帮手的话，不是给了缺铁性贫血机会吗？再退一万步说，宝宝如此依赖母乳，以后还能不能愉快断奶啦？

妈妈们会说，我们也想在最恰当的时候给宝宝添加辅食，可是，总得给点儿提示吧？

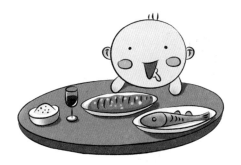

要是宝宝对着大人的饭菜流口水了

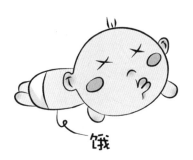

饿

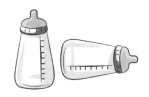

宝宝每天吃 6~8 次奶，或者配方奶都喝了 1000 毫升了，居然还饿。

尽管增加了吃奶次数，宝宝的生长发育还是不达标，体重、身高都增长缓慢。嗯，这就说明单纯母乳喂养已经不能满足宝宝的营养需求啦！

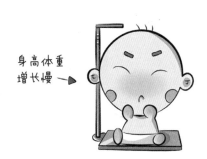

身高体重增长慢 ➡

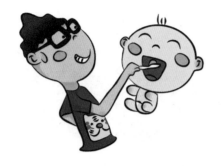

把勺子放宝宝嘴边，
宝宝立马张口或吮吸，甚
至能将食物向后送再吞咽
下去时，赶紧滴，辅食闪
亮登场。

那么问题就来了，这么多辅食，先派谁上场呢？

老一辈的育儿经验里，都是蛋
黄第一个上，但营养专家们从专业
角度分析，认为强化铁的婴儿营养
米粉才是最好选择。蛋黄别不服气，
人家米粉既不容易过敏，还含有丰
富的铁、锌等矿物质，而且人家的
铁还比你的好消化吸收。所以你蛋
黄得往后排排哦！

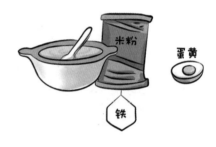

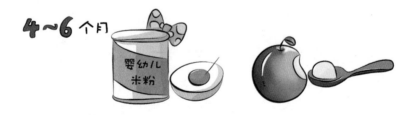

营养米粉、果泥、菜泥、蛋黄、肉泥等泥状物，一个个来，先添加一种，
观察几天没问题再尝试新食物。记住一次只能添加一种新食物哈。

鸡蛋、米粥、烂面条、鱼泥、肝泥、瘦肉末、豆腐、饼干或馒头片等末状食物上场。这个时候，宝的乳牙已经萌出，得及时添加固体食物来锻炼宝的咀嚼能力。

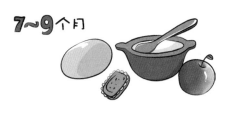

7～9个月

10～12个月

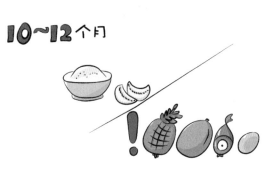

这个阶段的宝可以吃些厚粥、鸡蛋、软饭、小饺子或小馄饨、碎肉、碎菜、豆制品等。添加新食物的过程中，如果宝出现过敏，就暂时不要再给他吃这种食物啦。鸡蛋、海鲜、热带水果等都是比较容易引起过敏的食物，给宝第一次吃的时候要多留个心。

顺序知道了，可是如何掌握辅食添加量呢？

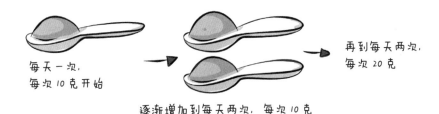

每天一次，每次10克开始

逐渐增加到每天两次，每次10克

再到每天两次，每次20克

添加辅食的量要根据宝宝的营养需求和消化系统的成熟程度而定，而且不同宝宝的食量和消化功能差距还是很大的，爸爸妈妈要根据宝宝的具体情况来定。上面这个图只是小南列的一般情况，总体是这么一个原则，具体量要看宝宝的胃口和消化情况哦！

添加辅食后，奶量是否要减少？辅食和母乳该如何安排？

辅食加进来了，是不是有点不知道怎么喂奶了呢？对 6~12 个月的宝宝来说，虽然要及时合理添加辅食，但乳类仍然是宝宝在这个阶段所需营养的主要来源。为了保证宝宝的正常生长发育，每天至少要摄入 600~800 毫升的奶，最好能坚持母乳喂养到宝宝两岁。要是心有余力不足呢，也要用配方奶来代替母乳，保证乳类的摄入。

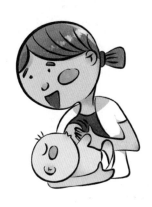

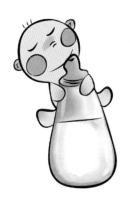

添加辅食前，宝宝一般每天吃 6~8 次奶。刚开始加辅食的时候，是从每次一勺开始加，这个时候奶量不减。慢慢地，辅食量加上来后，就可以开始替代 1 顿奶、2 顿奶、3 顿奶……宝 1 岁左右的时候，基本上每天吃 3 顿饭、2~3 次奶。

鱼小南
特别提示

辅食呢，是一个会变的帮手，它的使命就是帮宝宝从单纯乳类饮食顺利过渡到成人饮食。在这个过程中，宝宝的乳牙在不断萌出，消化功能也在不断完善，辅食也应该从流质到半固体、固体不断变化，这样才能促进宝宝的发育哦！

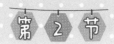

第 2 节
辅食添加的基本原则

经过爸爸妈妈的仔细观察，各种表现都说明是时候给宝宝添加辅食了，那就开始吧！在开始之前，小南有话要说，吃归吃，原则是要有的。从一开始就给宝宝养成良好的饮食习惯，后面你就会越来越轻松。反之，嗯，爸爸妈妈就有的头疼啦！

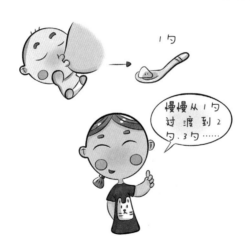

从少到多，逐渐增加辅食量

宝宝的消化系统需要一个适应的过程，本来天天吃奶的，突然来了新食物，人家怎么也要调整一下工作节奏啊。所以，爸爸妈妈要有耐心，先给宝少尝一点，没有过敏、消化不良什么的再逐渐加。

🩺 由稀到稠，由细到粗

咱宝宝还没长牙呢，这饭咋吃？嗯，给宝宝准备饭得跟着宝的发育情况来，从流质到半流质再到固体，急不得。从菜汁到菜泥再到碎菜，不好做呀，爸爸妈妈得准备点辅食工具哈。

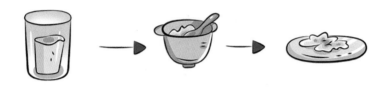

🩺 每次只能添加一种新食物

没吃过的食物都是未知数，谁知道宝会不会过敏呢？所以，得一样一样地来，每一种先试个三四天，确定没有过敏、消化不良什么的再尝试别的食物。否则，一次新加了好几样食物，宝一旦不舒服，你怎么知道是谁惹的祸呀！建议妈妈们拿个小本记一记，这个时期妈妈的记忆力你懂哈。

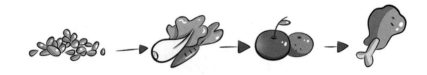

🩺 在宝宝身体状况好的时候添加新食物

为了方便观察宝宝对食物的适应情况，也为了让添加辅食的过程更顺利，一定要挑宝宝身体状况好的时候添加新品种。天气热的时候和宝宝生病的时候不要添加新食物，本来这个时候消化能力就弱，一且出现不适，哪能说得清是谁的问题呀！而且，添加新食物之后，如果宝宝出现湿疹、腹泻等情况，就不能再继续给宝宝吃这个了，等宝宝大点再找机会尝试吧！

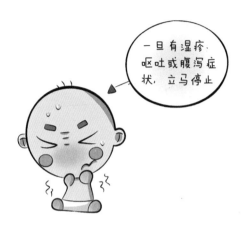

要及时引入固体食物

自从知道婴儿营养米粉是给宝宝添加辅食的首选之后，就有妈妈说，婴儿米粉营养丰富又方便，我得多囤点给宝慢慢吃。别，泥糊状食物不要给宝宝吃太久，7个月之后就可以添加固体食物了，饼干、馒头、面包都行。天天吃糊糊，不利于宝宝牙齿生长和咀嚼能力的锻炼啊！

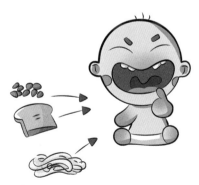

🎵 用勺子喂辅食

对，必须用勺子，不要用奶瓶，最好是软软的硅胶勺，万一戳到宝宝口腔内壁也没事。为啥？给宝宝用奶瓶吃辅食，没法锻炼宝宝的咀嚼能力呀！这一步做不好，后面再添加固体食物就会遇到更多的困难。

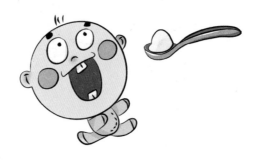

🎵 千万不要强迫宝宝进食

如果宝宝不爱吃辅食，爸爸妈妈可以想各种办法来诱导，多让宝宝看看大人吃饭。豚豚刚添辅食那会儿，小南和昕爸都是戏精附体，每次吃饭都是各种"超好吃"的表情切换。宝宝一时半会儿不买账也别急，不是还有母乳嘛，晚吃几天辅食也不会饿着了。千万别硬喂，弄得宝以后对吃饭更不感兴趣了。

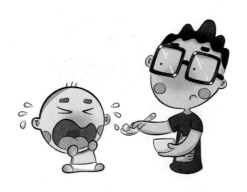

🍼 给宝宝营造舒适的进餐环境

这个舒适当然不是说要有多么宽敞明亮的餐厅，给宝宝一个合适的餐椅、安静的环境就可以啦！妈妈的微笑肯定比呵斥更能勾起宝宝食欲，吃饭时间不适合训话哈。玩具也要放一边，千万别吃一口玩一会儿，这么下去，不光饭菜凉了，后面的喂养之路也会越来越难。

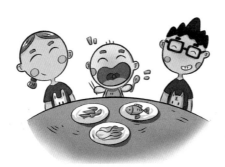

🍼 选择合适的烹调方式

给宝宝做饭，尽量选择蒸和煮的烹调方式，即使炒菜也要少放油，清淡的饮食才适合宝。吃辅食的宝宝只有几颗小乳牙，肉类和蔬菜不容易嚼烂，要根据宝宝的月龄做成肉泥、菜泥或肉丁、碎菜。很多妈妈说自己的宝宝不爱吃菜和肉，可能也有这方面的原因，宝宝吃起来太费劲的话，可能就不喜欢吃了。还是得根据宝宝的月龄和出牙情况做饭，不能一直吃泥糊状食物，也别给宝宝做得太难嚼了。

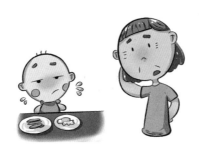

🍼 1岁以内的宝宝，还是以乳类为主

辅食之所以叫辅食，当然是这个阶段食物只能起辅助作用啊，主食还得是乳类啊。甭管母乳还是配方奶，一天还得有个 600 ~ 800ml 的量，这样才能满足宝宝的营养需求。即使宝宝吃饭吃得好，也别急着让辅食挑大梁。

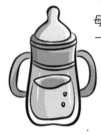

母乳或配方奶
一天保证600~800毫升

谷类 40~110 克

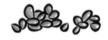

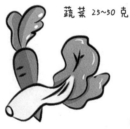
蔬菜 25~50 克

肉类或鱼虾 25~40 克

水果 25~50 克

蛋类 50 克

🐾 鼓励宝宝自己动手吃饭

一开始是需要爸爸妈妈喂没错，但宝宝一天天长大，小手也越来越灵活呀。如果宝宝表现出想自己吃饭的欲望，爸爸妈妈千万别因为怕弄脏衣服、桌子就阻止宝。

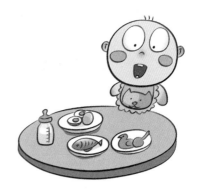

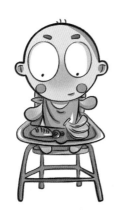

我们宝正是学本领的时候呀，弄脏衣服怕啥，洗就是了，别人家想学的时候不让学，回头大了不会自己吃饭，又怨人家笨手笨脚，我们宝宝冤不冤啊？

鱼小南
特别提示

婴幼儿期啊，宝宝长得快着呢，各方面的能力也是日新月异。有些学习的敏感期过去了，后面再学就要费劲得多。所以，每个阶段该给宝吃什么、玩什么，爸爸妈妈心里得有数。科学养育，给宝宝将来的成长打下一个坚实的基础。

宝宝所需的营养素

宝宝所需的营养素种类跟成人一样，只是不同年龄阶段所需的量不同。小南把适合宝宝的营养丰富的食物理了理，让爸爸妈妈心中有数，到时候缺啥补啥。

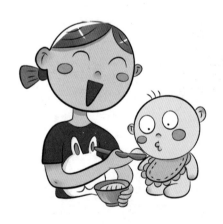

不管是大人还是宝宝，这六大类营养素都是必不可少的，蛋白质、脂肪、碳水化合物、维生素、矿物质和水。这样说，是不是很抽象？那小南告诉你这些营养素都藏在哪些食物里，然后你就选出容易找到又适合宝宝的那些，咋样？小南有没有很贴心，嘿嘿。

🥚 蛋白质

蛋白质可是人体的钢铁长城啊，它们就像建房子要用的钢筋一样，承担着机体生长、组织修复和更新的重任，是人体细胞的重要组成部分，也是所有生命的物质基础。就是说，离开了蛋白质，我们、狗狗、蚂蚁以及小草都无法生存。呃，你能感受到它的重要性吗？

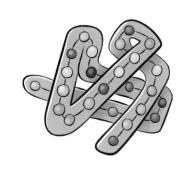

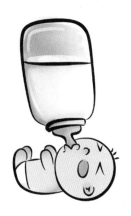

这么重要？宝宝够么？爸爸妈妈不用担心，宝宝需要的那点蛋白质，食物早就考虑到了。第一年，母乳或配方粉，轻松搞定；即便到了第二年，宝宝学步了、挑食了，只要合理安排饮食，也不难实现。

总的来说，动物性蛋白质的营养价值比植物性蛋白质要高。那你就知道啦，牛奶、鸡蛋比豆类更容易满足宝宝的蛋白质需求。这是说不给宝宝吃豆类食物了吗？当然不是，豆类也有牛奶比不了的地方啊，营养均衡最重要。

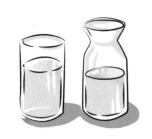

下面小南就给大家重点介绍一下适合宝宝的高蛋白食品啦。来来来，排排坐、露个脸呗，你们都上榜喽！

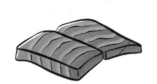

海产品，尤其是三文鱼

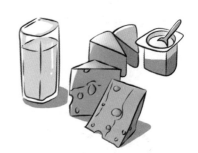

乳类及乳制品

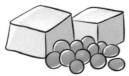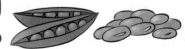

豆腐、豆干等豆制品

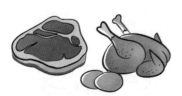

禽、蛋、瘦肉

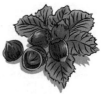

坚果类

脂肪

妈妈们听到"脂肪"两个字就没有好感吧，尤其是正在考虑产后瘦身的妈妈们，嘿嘿。但是，对宝宝来说，脂肪可是很重要哦，能不能成为一个聪明的宝，就看能不能吃对脂肪啦。

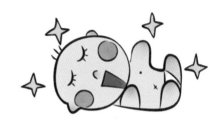

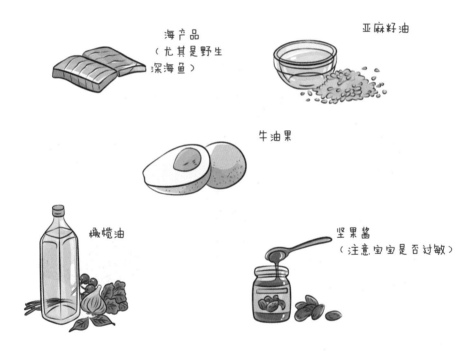

海产品
（尤其是野生深海鱼）

亚麻籽油

牛油果

橄榄油

坚果酱
（注意宝宝是否过敏）

脂肪是由甘油和脂肪酸结合而成的，而脂肪酸又分饱和脂肪酸、单不饱和脂肪酸和多不饱和脂肪酸。这其中的不饱和脂肪酸通常被认为是"好脂肪"，既能给宝宝提供能量，又可以促进宝宝神经系统的发育。上面这些都是"好脂肪"含量丰富的食物。

有"好脂肪"，自然也有"坏脂肪"，反式脂肪就那个坏家伙。它主要来自经过氢化处理的植物油，人造奶油、起酥油、代可可脂等都是这类。所以，妈妈们逛超市时，看见"氢化""部分氢化""人造奶油""代可可脂"这些词就果断避开。

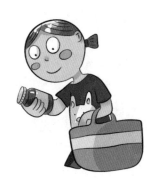

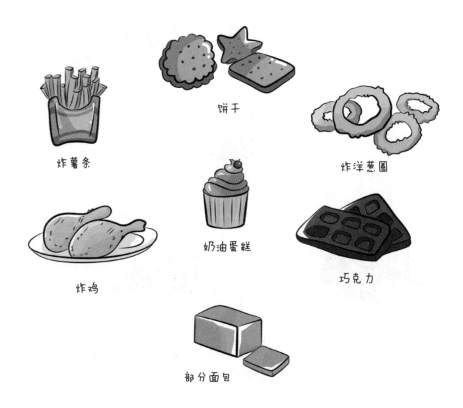

炸薯条

饼干

炸洋葱圈

炸鸡

奶油蛋糕

巧克力

部分面包

🍙 碳水化合物

碳水化合物也是宝宝能量的主要来源，天天吃的米粉、面条、馒头、米饭都是啦，这些咱们就不说了，主要说一类比较特别的碳水化合物吧，那就是膳食纤维。膳食纤维不能被人体消化吸收，看似无用，但它有它的使命。它一方面能刺激肠壁、促进肠蠕动，另一方面又有很强的吸水性，这样一来，宝宝的便便就比较通畅啦！很多宝宝加辅食后出现了便秘，嗯，就是缺了这个东西。

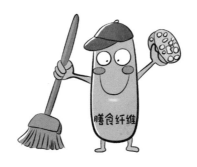

膳食纤维一般是藏在植物性食物里面的，新鲜蔬菜、水果、豆类、燕麦等都含量多多。所以，从菜泥到碎菜，从果泥到水果，每个阶段都别把新鲜蔬果落下，宝宝所需的膳食纤维、维生素都要仰仗它们呢！

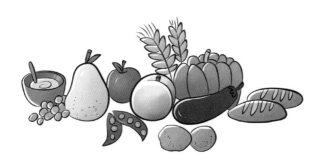

维生素

前面的三大类营养物质都是给宝宝提供能量的营养素，下面要说的这些营养素，不能提供能量但是也非常重要。就说维生素吧，它们中的很多成员都是辅酶的组成部分，参与体内的重要代谢活动。没有它们，宝宝的身体也是无法正常运转的。

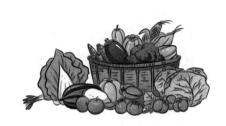

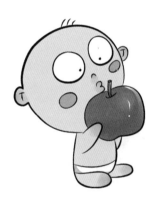

维生素的种类很多，根据溶解性分脂溶性维生素和水溶性维生素两大类。维生素 A、维生素 D、维生素 E、维生素 K，是脂溶性小分队；B 族维生素和维生素 C，是水溶性小分队。每一种维生素都很重要，都是宝宝生长发育必不可少的，维生素缺乏会引发营养缺乏病，补过量也不好，会引起中毒。

维生素 A 参与视网膜内视紫质的合成与再生，从而使宝宝的视力维持正常；还能保护上皮组织的完整；增强抗感染能力；参与肾上腺皮质激素合成，促进生长发育。这样一来，宝宝一旦缺乏维生素 A，后果也会很严重。会出现夜盲、角膜软化甚至失明，毛囊角化、皮肤干燥，发育迟缓，容易患呼吸道感染等情况。好在维生素 A 是脂溶性维生素，可以在体内储存，不需要每天都补充。动物肝脏、鸡蛋、牛奶中的维生素 A 含量比较丰富，胡萝卜、深绿色或红黄色蔬果中的胡萝卜素也可以在体内转变为维生素 A，这些食物都要常出现在宝宝的辅食里哦。

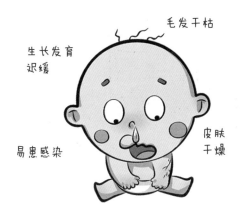

生长发育
迟缓

毛发干枯

易患感染

皮肤
干燥

　　B 族维生素呢，则是一个大家族，它们全是水溶性维生素，在体内滞留时间短，需要每天补充。它们参与糖类、蛋白质、脂肪的代谢，也是非常重要的角色。如果宝宝缺乏 B 族维生素，会严重影响神经系统的发育，还会引起皮炎、消化不良、贫血等。谷类、豆类、动物肝肾、瘦肉、鸡蛋、乳类、酵母、蔬菜中都含有丰富的 B 族维生素，你看，尽管 B 族维生素需要每天补充，但很多食物中都有它，也就不难满足宝宝的需要啦！

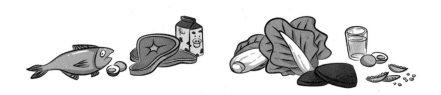

维生素 C 大家就比较熟悉啦，多吃新鲜蔬菜、水果就好。维生素 D 呢，宝宝一直在每天 400IU 地补充着，也没问题。坚果、植物油等食物中的维生素 E 含量较高，而维生素 K 则主要存在于动物性食物中。

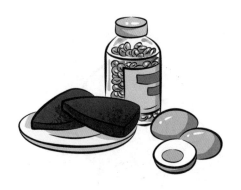

🥄 矿物质

矿物质的地位跟维生素差不多，也是体内非常重要的一群家伙。他们是构成人体组织的重要原料，参与体内各项生理活动，维持酸碱平衡和正常的渗透压，离开了它们，身体也是无法正常运转的。这些矿物质，根据体内含量的多少，又分常量元素和微量元素，常量元素自然是含量多的，微量元素就是少的呗！

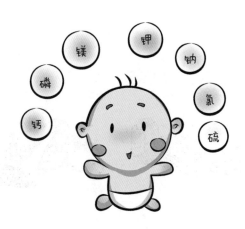

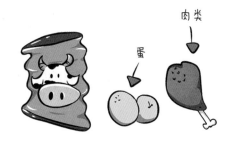

矿物质里面，大家最关心的当属钙啦！妈妈们的脑子里大概隔三岔五就会蹦出"我家宝宝需不需要补钙"的想法。事实上，宝宝们没有那么容易缺钙，尤其是 3 个月以内的宝宝，不要看到"枕秃"就认为是缺钙。对于 1 岁以内的宝宝来说，最佳的钙来源还是母乳和配方奶，蛋类、肉类、鱼虾也能给宝宝提供丰富的钙。当然，每天要补充的维生素 D 是补钙的关键，妈妈们别忘记。

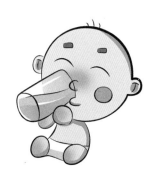

剩下的铁、锌、镁等元素，也比较容易满足。6 个月之前，母乳和配方奶就够。添加辅食之后呢，婴儿营养米粉中也都有添加，再加上肉类、蛋类、海产品及新鲜蔬果的补充，大部分宝宝都是没问题的啦！若是宝宝检查出缺哪种矿物质也别急，咱们缺啥补啥就是了。

人类走到今天，跟食物的关系已经很和谐了。只要让宝宝均衡饮食，基本就能满足生长发育的需要。当然，食材要选新鲜安全的哦！宝宝吃得少，爸爸妈妈每次少做一些，别给人家吃剩饭哈。

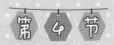

第 4 节

辅食添加的常见误区

养娃这事也得与时俱进，以前物资匮乏，把孩子喂饱最重要。现在时代不同了，我们讲究的是科学养育，辅食添加这里面坑太多，小南得说一说。

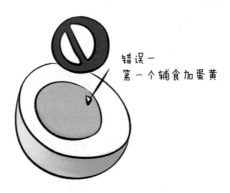

错误一
第一个辅食加蛋黄

误区：把蛋黄作为宝宝的第一种辅食

当初，小南和昕爸商量着要给豚豚加辅食了，豚豚外婆一听，马上买回一篮子鸡蛋。不知道你们家有没有上演过这一幕，在老人的观念里，第一个要加的辅食肯定是蛋黄啊，以前都是这么喂的，怎么就不对了呢？

小南前面就说过了，最适合给宝宝添加的第一种辅食是婴儿营养米粉，不是蛋黄，为什么？把二者拿到一起比比就知道啦！

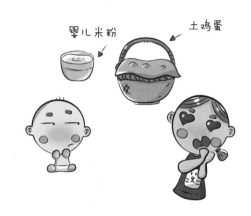

婴儿米粉　　　土鸡蛋

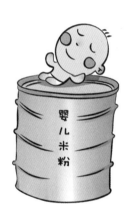

婴儿营养米粉是根据宝宝的营养需求生产的，除了碳水化合物、脂肪、蛋白质这些基本营养物质外，还添加了宝宝需要的各种维生素和矿物质，营养全面、好消化吸收。蛋黄呢，也很有营养，脂肪、维生素、矿物质含量比较丰富，但不够全面，各种营养素的比例也不均衡。

鸡蛋确实容易引起过敏，但这倒不是不能给宝宝早吃鸡蛋的原因。现在专家们已经有共识，晚添加易引起过敏的食物并不能降低过敏的风险。所以，也不是说非得1岁后才能给宝宝吃鸡蛋，它只是不作为宝宝第一口辅食的优选方案。

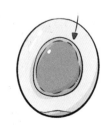

鸡蛋中含有一种叫作"卵类黏蛋白"的成分

小南就接诊过不少鸡蛋过敏的宝，呕吐的、腹泻的、长湿疹的，甚至还有休克的，过敏的表现多种多样，罪魁祸首都是一样的。宝宝吃鸡蛋后如果出现这些症状，还是要暂停一段时间吃鸡蛋的。

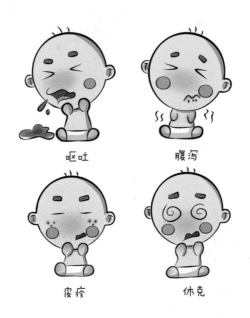

呕吐　　　　　腹泻

皮疹　　　　　休克

豚豚是 7 个多月才开始吃的蛋黄，从 1/4 个蛋黄开始，慢慢往上加量，1 岁之后才吃的全蛋。

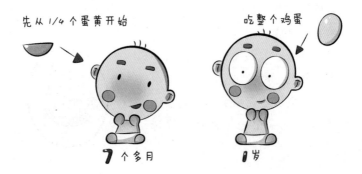

先从 1/4 个蛋黄开始　　　　　吃整个鸡蛋

7 个多月　　　　　1 岁

对宝来说，最好的吃法当然是煮鸡蛋了，凉水下锅，水开后再煮5分钟即可。用蒸蛋器蒸也好啊，加水量一定是全熟那一档哈，那种溏心儿的坚决不能给宝吃。

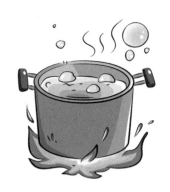

🍳 误区：用米粥代替婴儿营养米粉

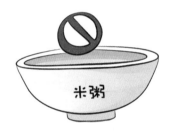

错误二　喝米粥不吃婴儿米粉

小南把婴儿米粉买回来的时候，被豚豚外婆好一顿埋怨："自己熬粥不就行了吗？你花钱买这种有添加剂的，哪有自己做的安全、卫生啊？"哎，看来是不让喂蛋黄那次没有讲明白，还得科普一番。

婴儿营养米粉是米粉，可人家还有营养"二字"呢？除了大米，人家还添加了宝宝所需的蛋白质、膳食纤维、维生素和矿物质，这些是咱们的米粥望尘莫及的呀！

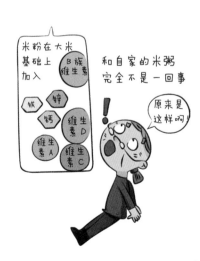

🐷 误区：宝宝的辅食越细越好

有妈妈在公众号后台问小南："宝宝的牙还没长齐，辅食是不是弄得越细越好？"这个嘛，豚豚刚能吃辅食的那个阶段，小南确实是各种工具都上，把食物弄得碎碎的烂烂的，那会儿的目的是锻炼豚豚的吞咽能力呢，也能让他更快适应辅食。

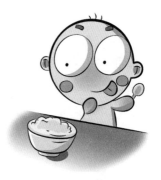

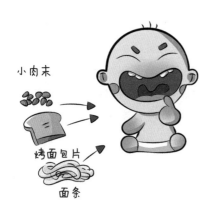

小肉末

烤面包片

面条

但当豚豚开始有上下咬的动作时，这是一个牙齿发育的信号，小南就给他加上磨牙的食物了。都能上下咬了呢，说明有一定咀嚼能力了，但需要锻炼，辅食上就得配合一下喽。那会儿我们给他吃过剁碎蒸熟的小肉末、烤面包片、烂面，吞咽、咀嚼能力一起训练，能促进牙齿发育呢。

宝宝的咀嚼动作是个团队在作战，骨骼、肌肉、牙齿、舌头都要动起来，及时添加上固体食物后，这些组织器官都能得到训练。要是人家各就各位了，就是不来点有难度的，那不是还没上岗就下岗的节奏？

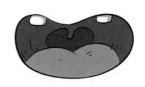

124

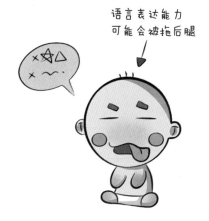

语言表达能力可能会被拖后腿

时间久了，这些组织器官得不到锻炼，各部门配合不好，会影响到牙齿的生长和语言能力的发展呢，宝宝的生长发育可是个环环相扣的大工程！

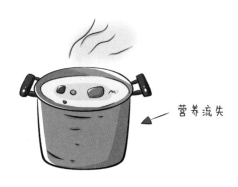

营养流失

再说了，太碎太烂的食物加工工序也多，营养也就流失得多，吃多了反而会营养不良。而且，不需要宝宝怎么努力食物就进入胃里了，味觉是啥？食欲是啥？只会让宝宝越来越依赖这些软软的辅食。

小南还遇到过更极端的例子，爸爸妈妈觉得小孩子嘛，吃点汤汤水水的东西就行。加上妈妈是广东人，从宝开始吃辅食起，就给她煲汤，小火慢慢熬啊熬，一熬就是好几个小时，觉得浓汤才有营养。事实呢？不光没多少营养，熬太久了还可能产生一些不健康的物质，这能行吗？

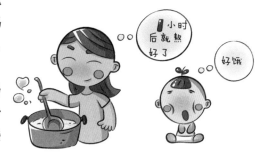

1小时后就熬好了

好饿

豚豚 1 岁前，辅食是慢慢由小变大、由细变粗。1岁后牙齿萌出得更多，能吃的东西也更多了，什么馄饨、饺子他都能自己吃下去了。

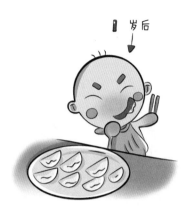

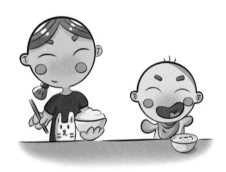

到 2 岁后，豚豚的牙齿长得差不多了，吃东西上也跟我们大体一致了，就还是坚持少油、少盐、不刺激就行了。

总之，碎碎的烂烂的辅食，只能在开始阶段冒个泡，随着宝宝月龄增长，得让他们逐渐接触一些干的、硬的食物，尽量少一些二次加工，这样宝宝日后才能顺利吃饭。这些注意事项其实并不需要爸爸妈妈有多高的厨艺，注意一点就行，你们说呢？

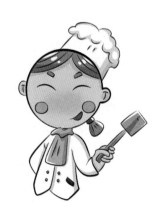

误区：给1岁以内宝宝的辅食加盐

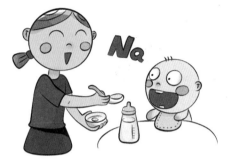

宝宝1岁以内，要吃原味食物，不建议吃含食盐的食物。6~12个月的宝宝，每天需要500毫克的钠不假，奶类和其他辅食表示"我们有人体需要的钠"，一般只要宝宝正常进食，摄入的钠足够生理需要。

至于宝宝的味觉，它白纸一张，味觉习惯发育进行中，成人所谓的"有没有味道"，宝宝没感觉，无须担心，反倒是调味品的刺激，宝宝会比较敏感。

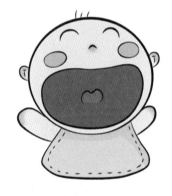

1~3岁，宝宝每天需要650毫克的钠，需求量增加了呢！妈妈别急着去找盐罐，钠的需求量是上升了，可宝宝的食物版图也扩大了，奶类、主食、肉类、绿叶蔬菜、水果等，齐心协力为宝宝提供足够的钠。所以，3岁之前，也不用加多少盐，让宝宝多多品尝食物天然的味道，顺便降低一下日后高血压等心脑血管疾病的发病率，一举两得哦！

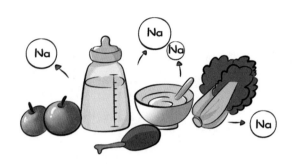

　　当然了，3岁之前不吃盐是个理想状态，现实中，很多宝宝1岁后就和大人一起吃饭了，完全没盐不可能，那就能少一点算一点，让宝宝饮食清淡再清淡。4~6岁，宝宝需要的钠升至900毫克，食物本身分担了大部分，真正需要食盐提供的并不多。而且，1克食盐就能提供近400毫克的钠，你算算宝宝每天需要多少盐呢？是不是吃多了吧？

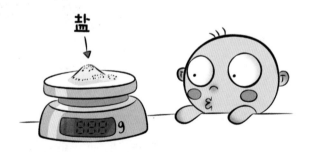

　　为了宝的健康，建议给孩子单独做饭，1岁以内不给宝吃盐，3岁前也尽量少给宝吃盐，不要让宝从小就"重口味"。尤其是有高血压病和冠心病家族史的宝，爸爸妈妈更要注意才是。

🍚 误区：认为宝宝吃得越多越好

虽然妈妈们都希望自己越瘦越好，但是往往喜欢白白胖胖的宝宝，觉得宝宝一定要肉嘟嘟的才可爱。要知道，婴儿期的肥胖是会影响他将来的身材滴，而且还会增加宝宝将来患高血压病、冠心病等疾病的风险。千万不要因为自己的审美耽误宝的将来呀！

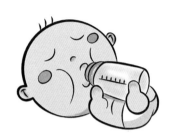

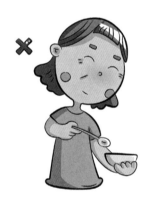

奶奶姥姥们就更不用说了，哄着喂、追着喂，总怕宝宝吃少了。饭吃得少就塞零食，总之要吃得胖胖的才行。但凡不胖的宝宝走上街，大多都会被说"这孩子怎么这么瘦，是不是吃得太少"。可是，胖才不对的啊！

宝宝一旦胖起来就不爱动，还睡得多，大运动发育就落下了。大运动发育慢，活动范围小，这语言发育和情商发育也得滞后。而且，这不健康的饮食习惯一旦形成，将来岂是容易改的，怎么看，让宝宝胖都不是一件好事呀！

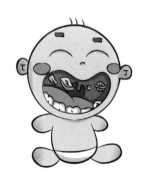

😋 误区：给宝宝吃剩饭、剩菜

宝宝一次吃的辅食量很少，嗯，就有妈妈懒得一点一点做，干脆多做点放冰箱，每顿盛出一些热热给宝吃。这样是不行的！

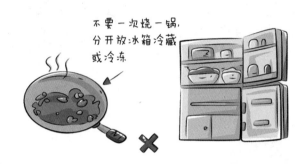

不要一次烧一锅，
分开放:冰箱冷藏
或冷冻

为什么不行呢？一呢，饭菜经过冷藏或冷冻再加热，营养会流失一部分；二呢，别以为放冰箱里就干净，冰箱里的细菌多得很，饭菜很容易被污染，给宝宝吃出个上吐下泻就麻烦啦！

鱼小南
特别提示

铺天盖地的育儿经验，咱们得有选择地吸收。给宝宝吃啥、怎么吃是个大事，关系宝的生长发育和身体健康。所以呢，爸爸妈妈们凡事多问个为什么，有科学依据的咱们再执行，避免入坑。

第 4 章

简单营养辅食食谱

营养米糊

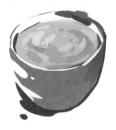

材料

婴儿米粉 25克。

做法

1. 准备一杯白开水，放至60～70℃。
2. 将米粉放入宝宝辅食碗里，加入适量温开水，边加水边搅拌，成糊状即可。

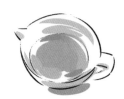

心得分享

给宝宝喂食前，先用小勺取一点米糊倒在妈妈手背上试一下温度，以免烫伤宝宝。

香蕉米糊

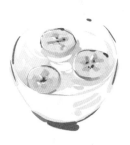

材料

香蕉1根，婴儿米粉20克。

做法

1. 将婴儿米粉放入小碗内，冲入温开水100毫升调匀。
2. 香蕉去皮，用辅食过滤网压成泥状。
3. 将香蕉泥拌入米粉内即可。

心得分享

婴儿米粉能够给宝宝提供能量和部分维生素、矿物质，香蕉味道香甜且富含维生素A、维生素C和钙、镁、钾等矿物质，既能调味又能补充营养。

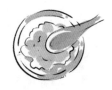

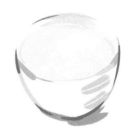

山药米糊

材料

山药100克，婴儿米粉20克。

做法

1. 将山药削去表皮，切成薄片。
2. 将山药片放在盘子上，放入蒸锅中蒸20分钟至熟。
3. 用宝宝辅食过滤网将山药压成泥。
4. 婴儿米粉加100毫升温开水冲调成米糊，加入山药泥搅拌均匀即可。

奶香菠菜泥

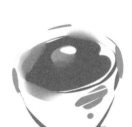

材料

菠菜100克，配方奶粉10克。

做法

1. 小锅内烧开水，放入菠菜汆烫至软。
2. 将汆烫过的菠菜用小刀切碎。
3. 将切碎的菠菜放入搅拌机内，加入清水100毫升搅拌均匀。
4. 将搅拌好的菠菜泥倒入汤锅内煮至沸腾，凉至温热，加入配方奶粉拌匀即可。

心得分享

如果宝宝不爱吃菜泥，可以在菜泥中加少许奶粉，这样宝宝更容易接受。

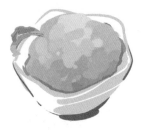

奶香红薯泥

材 料

香蕉150克，红薯150克，配方奶30毫升。

做 法

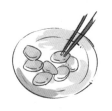

1. 红薯削去表皮，切成薄片。
2. 放入不锈钢盘中，蒸锅烧开水，放入红薯旺火蒸20分钟。蒸至用筷子可以轻松插入的程度即可取出。
3. 用辅食过滤网将薯块压成泥状，加入配方奶调成糊状。
4. 香蕉去皮，切成小段。用辅食过滤网将香蕉块压成泥，与薯泥拌匀即可。

蛋黄羹

材 料

鸡蛋1个。

做 法

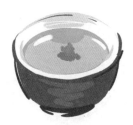

1. 鸡蛋敲碎，用分蛋器将蛋黄分离出来。
2. 取一只小碗，放入蛋黄搅散。
3. 加入蛋黄液2倍量的清水，搅拌均匀。
4. 用网筛将搅拌好的蛋液水过滤到碗中。
5. 碗上加盖，放入烧开水的蒸锅中。蒸8分钟即可。

心得分享

碗上要加盖，这样蛋黄羹才能蒸得软嫩、光滑。搅拌蛋黄液时不要太用力，别起太多泡沫。

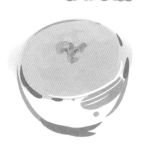

苹果泥

材料

红苹果1个。

做法

1. 红苹果削去表皮。
2. 切去果核，将果肉切成小块。
3. 将苹果肉放入搅拌机内，加入温开水100毫升。
4. 开动搅拌机，将苹果肉搅拌成泥即可。

心得分享

苹果富含碳水化合物、维生素C、维生素A、钙、镁、铁及膳食纤维等，营养比较均衡，非常适合给宝宝吃。

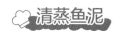

清蒸鱼泥

材料

黄花鱼肉200克，姜片3片，香葱20克。

做法

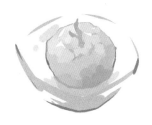

1. 将黄花鱼块放在盘子上，上面铺上生姜片、香葱段，放在上汽的蒸锅中蒸30分钟。
2. 蒸好的鱼肉用筷子剔去鱼刺。
3. 用汤匙将鱼肉压扁成泥状即可。

心得分享

制作鱼泥要选刺少的鱼，如黄花鱼、三文鱼、鲈鱼等。蒸好的鱼肉挑出刺后，还要用手捏一捏鱼肉，看里面是否还有剩余的鱼刺。

红枣双米粥

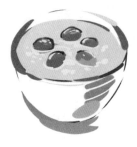

材料

红枣10颗
小米30克
白米50克

做 法

1. 将红枣去核，用牙刷将表面的灰尘刷洗干净。
2. 小米和白米洗净。
3. 将红枣、小米、白米一起放入电压力锅内，加入清水500毫升，按下"煮粥"键，待跳至"保温"档即可。
4. 将粥盛入碗中，食用时将红枣皮去掉，枣肉混在粥里即可。

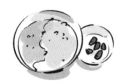

心得分享

　　大米是适合宝宝常吃的主食，营养价值较高，味道也好。小米中含有丰富的氨基酸、维生素及矿物质，比大米的营养价值高。两种米同煮营养更丰富，再加上红枣的香甜味，宝宝会很喜欢。

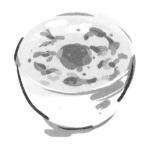

材 料

菠菜10克
猪肝15克
生姜1片
白粥1碗

做 法

1. 猪肝切成薄片，放入锅中煮至变色。

2. 将煮好的猪肝捞出，沥净水分，切碎。放入搅拌机中，加适量清水搅成泥。

3. 菠菜择洗干净，放入烧开水的锅内汆烫至熟。

4. 捞起菠菜沥干水分，切碎。

5. 将白粥、生姜片放入锅内小火煮开，加入菠菜碎和猪肝泥，煮至再次沸腾即可。

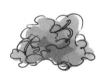 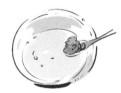 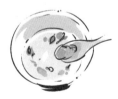

心得分享

　　1.菠菜和猪肝都含有丰富的铁，给宝宝吃这道粥有助于预防缺铁性贫血。需要注意的是，菠菜含有较多的草酸，草酸容易与钙结合，会影响宝宝对钙的吸收。所以，做饭时用到菠菜，都要先焯一下，以去除草酸。

　　2.姜片是用来去腥的，给宝宝吃之前夹出来即可。如果宝宝不喜欢姜的味道，可以不放。

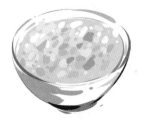

草菇青菜粥

材料

小白菜1棵
草菇4朵
生姜1片
白粥1碗

做法

1. 将草菇表面用牙刷刷洗干净。小白菜洗净。
2. 小锅内烧开水，放入草菇、小白菜汆烫2分钟，捞起，切碎。
3. 小锅内放入白饭，加入姜片和适量清水煮5分钟。
4. 将白碎菜和草菇碎加入白米粥中，再煮1分钟，夹去姜片即可。

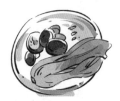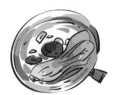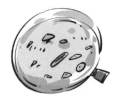

心得分享

　　因为白菜和草菇都属寒性食物，可以在粥里面加一片姜片。煮好后记得把姜片夹出来，以免让宝宝吃到。

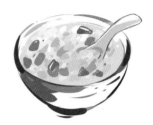

鱼肉番茄粥

材 料

鲈鱼肉50克
番茄100克
小白菜1棵
生姜1片
白粥1碗

做 法

1. 番茄去皮，切成小块。小白菜洗净，取菜叶切碎。
2. 鲈鱼块放在蒸锅上，大火蒸10分钟取出。
3. 用筷子小心剔除鱼刺和鱼骨，只取鱼肉，并将鱼肉夹成小颗粒状。
4. 白粥放入小锅内，加入姜片、番茄丁，用小火煮约5分钟。
5. 放入小白菜，再煮5分钟。
6. 加入鱼肉丁煮1分钟，夹出姜片即可。

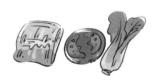 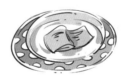 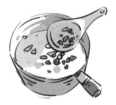

心得分享

　　鲈鱼富含蛋白质、脂肪、维生素A及钙、镁、锌、硒等矿物质，且刺少、味道鲜美，很适合给宝宝吃。番茄和小白菜会补充一部分维生素、矿物质和膳食纤维，大米则为宝宝提供足够的碳水化合物。

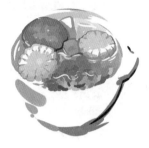

田园彩蔬汤

材料

南瓜100克
甜玉米1个
西蓝花100克
西红柿1个

做法

1. 将南瓜去皮，洗净，切长条。西蓝花洗净，切小朵。玉米洗净，切小段。西红柿洗净，切薄片。
2. 汤锅内注入半锅水，放入甜玉米、南瓜，煮约20分钟。
3. 加入西蓝花再煮20分钟至软烂。
4. 最后加入番茄片，煮约10分钟即可。

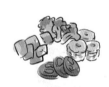

心得分享

　　把这几种蔬菜煮烂所需要的时间不一样，所以不能同时下锅，南瓜和玉米不好煮要先下锅。虽然是蔬菜汤，但不能只给宝宝喝汤，还是要连蔬菜一起吃才有营养。

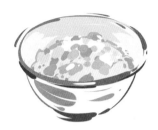

材 料

胡萝卜20克
豆腐100克
鳕鱼肉20克
小白菜20克
大骨汤100毫升

做 法

1. 鳕鱼块放在蒸锅上，大火蒸10分钟取出，研磨成鱼泥。
2. 胡萝卜、小白菜洗净，切碎。
3. 豆腐洗净，切成小丁。
4. 平底锅加少许植物油烧热，放入胡萝卜碎炒至变软。
5. 加入豆腐和鱼泥、骨汤，煮约2分钟。
6. 最后再加入小白菜碎煮约1分钟即可。

心得分享 ·······

　1. 鳕鱼中含有丰富的蛋白质、维生素和DHA（二十二碳六烯酸），能够促进宝宝的神经系统发育。

　2. 鳕鱼和豆腐都含有丰富的蛋白质，但氨基酸的种类和比例不同，二者同食可以起到蛋白质的互补作用。

碎肉米粉汤

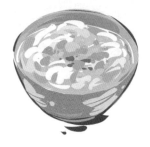

材 料

新鲜米粉50克
猪绞肉30克
香葱1根
大骨汤1碗

做 法

1. 将米粉洗净，香葱切小段。
2. 锅内放入清水和米粉，小火煮开，再煮10分钟至米粉软烂，捞出米粉备用，汤水倒掉。
3. 锅内倒入大骨汤，烧开后加入猪绞肉，继续煮3分钟左右至绞肉变为白色。
4. 加入煮好的米粉，撒上葱花即可。

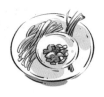

心得分享

　　没有大骨汤可以用清水煮，只是用骨汤煮营养更丰富，味道也更好一些。另外，这里给宝宝用的大骨汤一定是不放盐的汤哈。别觉得宝宝吃这些没盐的饭菜很可怜，他们吃得香着呢！

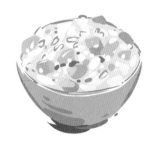

材 料

鸡腿1只
南瓜150克
生姜2片
白饭1碗

做 法

1. 将鸡腿用厨房剪刀去骨，取出鸡肉，切成小颗粒。
2. 南瓜去皮，切成边长1厘米左右的小方块。
3. 奶锅烧热，放少许植物油，放入生姜片、鸡肉粒炒至鸡肉变为白色。
4. 放入南瓜粒翻炒约1分钟，加入清水1碗，大火煮开后转小火煮5分钟至南瓜变软烂。
5. 加入白米饭，煮至汤汁变浓稠即可。

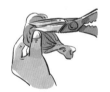 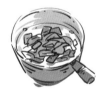 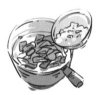

心得分享

　　1. 鸡肉含有丰富的蛋白质、脂肪、维生素和矿物质，且肉质细嫩，很适合给宝宝吃。

　　2. 爸爸妈妈可能发现了，我们介绍的这些辅食，慢慢从米糊到米粥再到软饭了，肉和菜也开始切成小块了。记得前面小南讲的不? 要及时引入固体食物锻炼宝的咀嚼能力哦!

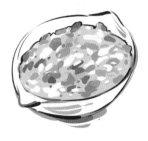

番茄牛肉软饭

材料

牛肉50克
番茄50克
生菜1张
白米饭1碗

做法

1. 将番茄和生菜洗净，切碎。牛肉剁成泥。
2. 牛肉放在小碗内，冲入热开水，搅拌开后用滤网滤出血水备用。
3. 将白米饭加入适量清水煮开。
4. 加入备好的牛肉和番茄丁。
5. 煮约3分钟至番茄变软，临出锅前加入生菜碎即可。

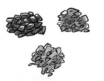

心得分享

　　牛肉和番茄同煮，味道鲜美，营养价值也高，很适合给宝宝吃。同样的，也可以给宝宝煮番茄牛肉面，炖番茄牛肉汤。

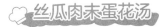 丝瓜肉末蛋花汤

材 料

嫩丝瓜1根
鸡蛋1个
猪绞肉100克

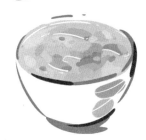

做 法

1. 丝瓜去皮，先切成段，再切成薄片。鸡蛋打散成蛋液。
2. 锅内烧开4碗水，放入丝瓜片，中火煮至变软。
3. 用汤匙从锅内盛出2大匙开水，冲入绞肉碗内，用筷子调匀。
4. 再将调好的绞肉连汤汁一起倒入锅内，用中火煮至肉变色（约1分钟）。
5. 保持中火，淋入蛋液，至蛋花成形后熄火即可。

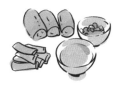 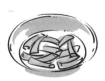 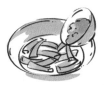 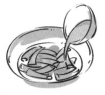

心得分享 ......

　　将煮开的水倒入绞肉中，目的是先将肉烫至半熟，再倒入锅内煮，这样肉就不会煮得太老。肉煮太老的话，宝宝不容易嚼烂。

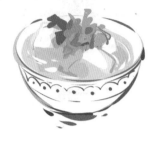

萝卜排骨汤

材 料

猪排骨500克
白萝卜500克
生姜2片

做 法

1. 白萝卜洗净，去皮，切块。

2. 排骨剁成小块，冲洗净。

3. 汤锅内烧开一锅水，放入排骨，煮至水开后捞起排骨冲洗干净。

4. 汤锅洗净，放入清水1200毫升，加入排骨、姜片，大火煮开后转小火煮30分钟。

5. 再加入白萝卜块煮20分钟，取汤汁给宝宝饮用。

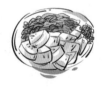 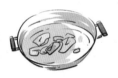 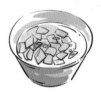

心得分享

　　白萝卜脆嫩多汁，含有丰富的维生素和矿物质，与排骨同煮营养丰富，很适合给宝宝吃。

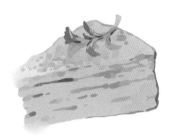
茭瓜鸡蛋饼

材 料

茭瓜1个
面粉100克
鸡蛋1个
盐1/4小匙

做 法

1. 西葫芦洗净，用擦子擦成粗丝。
2. 西葫芦丝放入盆内，加入盐拌匀，腌制20分钟。
3. 腌至西葫芦丝出水变软，取出，挤掉一半的水分。
4. 打入一个鸡蛋，再加入面粉，搅匀。
5. 平底锅不要烧热，先涂一薄层油，舀入西葫芦面糊。
6. 将西葫芦面糊摊开成圆饼形，开小火慢慢煨至面糊凝固。
7. 翻面，再将饼煎至有些金黄色即可。

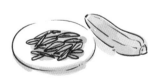

心得分享

　　很多宝宝不爱吃蔬菜，做成蔬菜鸡蛋饼是个让他们吃蔬菜的好方法。这道鸡蛋饼营养丰富，味道又好，宝宝自己用手拿着吃也很方便，可以多换几种蔬菜做给宝宝吃。

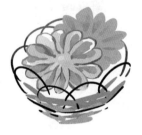 南瓜馒头

材料

南瓜面团材料
去皮南瓜60克
中筋面粉120克
酵母粉2克
白糖10克
清水15毫升

白面团材料
中筋面粉150克
清水130毫升
白糖10克
酵母粉2克

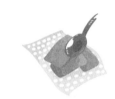

做法

1. 南瓜去皮，切成薄片，放在蒸锅上蒸至软烂。

2. 将南瓜用过滤网压成泥状，放至自然冷却。

3. 将清水15克、白糖10克和酵母粉2克放在碗内，搅至溶化。

4. 做南瓜面团：南瓜泥加120克面粉，倒入酵母水搅拌均匀，用手揉成光滑的面团。

5. 做白面团：将清水、白糖、酵母粉在碗内调匀，淋入面粉中混合，用手揉成光滑的面团。

6. 将南瓜面团和白面团分别放在盆内，盖上保鲜膜，放于温暖处发酵至体积膨胀为2倍大。

7. 取出面团，反复揉制，使里面的空气排出。

8. 将两种面团分别搓成长条状，再切成小段。

9. 将切好的南瓜面团分别搓成小圆球。

10. 将白色面团擀成薄饼，南瓜面团放在中间。

11. 将面团收口，收口朝下放在案板上，将面团擀薄。

12. 用利刀在面片上均匀切12刀，刀口如图所示。

13. 将面片轻轻移至蛋糕纸上，将切口翻上来。

14. 将成型的馒头放在蒸屉上，凉水上锅蒸20分钟，蒸好后不要马上揭盖，等3分钟后再开盖。

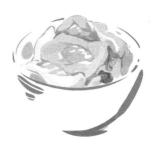

鲜肉馄饨

材料

主料
猪绞肉150克
香葱2根
馄饨皮适量

调味料
玉米淀粉2小匙
芝麻香油1大匙

汤料
紫菜10克
虾皮5克

做法

1. 猪绞肉中加入玉米淀粉、切碎的香葱和香油。
2. 用筷子顺一个方向搅至起胶，成肉馅。
3. 馄饨皮平摊开，放入一小块肉馅。
4. 将馄饨皮向上对折，蘸点水，粘紧。
5. 将左右两边的角向内对折，蘸水粘紧。
6. 将馄饨皮向外翻开，成元宝状。
7. 虾皮和紫菜分别加水浸泡10分钟，洗净备用。
8. 汤锅内烧开水，下馄饨，盖锅盖，中火煮开。
9. 加入一次清水，再次加盖煮开。
10. 最后加入紫菜、虾皮，煮至沸腾即可。

心得分享

　　煮馄饨的时候要加一次冷水，才能把肉馅煮透。如果不加冷水，一直用开水煮，可能会把外面的皮煮破而肉馅还不熟。如果馄饨冷冻过，煮时就要加两次水。

🍲 玉米浓汤

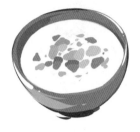

材 料

甜玉米粒100克
芹菜1根
紫皮洋葱1/3个
胡萝卜1/3根
鲜奶250毫升
玉米淀粉15克

做 法

1. 芹菜洗净，取茎切碎。洋葱洗净，切碎。胡萝卜洗净，切成小颗粒。
2. 汤锅内放少许植物油烧热，放入洋葱碎、胡萝卜碎炒出香味。
3. 加玉米粒翻炒片刻，加清水，水量要没过玉米粒，小火煮约5分钟。
4. 倒入鲜奶，用小火煮至沸腾。
5. 玉米淀粉15克加清水30毫升调匀，成水淀粉。
6. 将水淀粉倒入汤锅内，小火煮至浓稠，边煮边用木匙搅拌以防糊底。
7. 煮至汤汁变得像糨糊一般浓稠。
8. 最后撒上芹菜碎即可。

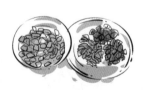   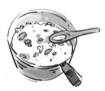

心得分享

这道玉米浓汤营养比较全面，碳水化合物、蛋白质、脂肪、维生素和矿物质都在里面，味道也好，大部分宝宝都很喜欢。

材料

牛肉100克
平菇50克
南豆腐50克
鸡蛋1个
香菜2棵
香葱1根

生姜2片
玉米淀粉1大匙
清水2大匙

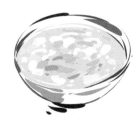
西湖牛肉羹

做法

1. 牛肉剁碎，尽量剁得细一些，放碗中。
2. 平菇洗净，去蒂切碎，南豆腐切小块，香菜切碎，香葱切碎，生姜切片。
3. 玉米淀粉加水调成水淀粉，鸡蛋分开蛋黄、蛋清，只取蛋清备用。
4. 取一汤匙开水放入牛肉碗内，用筷子搅开，用漏勺沥干血水备用。
5. 锅中加水，放入平菇、南豆腐块、姜片煮开。
6. 加入沥净血水的牛肉末，再次煮开。
7. 加入调好的水淀粉勾芡，煮至汤变稠。
8. 夹出姜片，调小火，转圈淋入蛋清。
9. 熄火，加入香菜碎和香葱碎即可。

  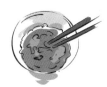

心得分享

　　1. 剁碎的牛肉如果直接下锅煮就会变成一坨，事先用开水在碗中烫过不但可以搅散，还可去血水。

　　2. 淋入蛋清时不要一碗全倒下去，而是转着圈慢慢地淋入碗内，并且火不要开得太大，以免把蛋清煮老。

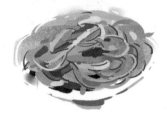

清炒三丝

材 料

土豆100克
胡萝卜100克
绿色甜椒100克

做 法

1. 将土豆去皮洗净，切成细丝。胡萝卜洗净，切丝。
2. 绿色甜椒去蒂、籽，洗净，切丝。
3. 土豆丝浸泡在冷水中，去除表面的淀粉。
4. 炒锅加入1大匙植物油烧热，加入胡萝卜丝、土豆丝和甜椒丝翻炒，加入1大匙清水。
5. 一直炒至土豆和胡萝卜变软即可。

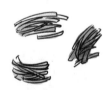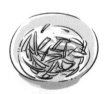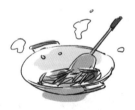

心得分享

　　这道菜正常的做法是要把食材炒得脆脆的，但给宝宝吃的话就要炒得面一点，毕竟咱宝宝还没几颗牙，嚼起来有困难，要多炒一会儿。